Matthias Wischner
Materia medica für Anfänger – 42 wichtige homöopathische Arzneimittel

Eigentümlichkeit ruft Eigentümlichkeit hervor.
Johann Wolfgang von Goethe:
Wilhelm Meisters Wanderjahre. Zweites Buch.
Betrachtungen im Sinne der Wanderer.

Alle äußeren Potenzen und vorzüglich die Arzneien,
haben die Eigenschaft, eine ihnen eigenthümliche,
besonders geartete Veränderung im Befinden
des lebenden Organisms hervorzubringen.
Samuel Hahnemann:
Organon der Heilkunst. Manuskript zur 6. Auflage, § 134.

Forum Homöopathie
Herausgegeben von der Karl und Veronica Carstens-Stiftung

Materia medica für Anfänger

42 wichtige homöopathische Arzneimittel

Matthias Wischner

KVC | VERLAG

KVC Verlag
Karl und Veronica Carstens-Stiftung
Am Deimelsberg 36, 45276 Essen
Tel.:0201/56305-0
Fax:0201/56305-30
www.kvc-verlag.de

Wischner, Matthias
Materia medica für Anfänger
42 wichtige homöopathische Arzneimittel

Forum Homöopathie
Herausgegeben von der Karl und Veronica Carstens-Stiftung

ISBN 3-933351-54-5

Umschlaggestaltung: eye-d Designbüro, Essen
Druck: Union Betriebs-GmbH, Rheinbach

Inhaltsverzeichnis

Einleitung

Vermutlich haben die meisten Homöopathen in ihrer Bibliothek eine kleine Arzneimittellehre, in der sie ganz zu Beginn ihres Studiums immer wieder gelesen, gelernt und gearbeitet, in der sie solange korrigiert, unterstrichen und ergänzt haben, bis sie schließlich ganz zerfleddert war. Später weicht dieses Buch anderen Arzneimittellehren, die umfangreicher und inhaltsschwerer sind. Wenn auch die vorliegende Materia medica in einigen Jahren zerlesen in manchen hinteren Regalreihen stünde, hätte sie ihr Ziel erreicht.

Diese Arzneimittellehre wendet sich nicht an erfahrene Homöopathen. Ihnen vermag sie nichts Neues zu sagen. Das, was in diesem Buch steht, liest man woanders ausführlicher und daher mitunter besser. Stattdessen wendet sich diese Arzneimittellehre an Anfänger der Homöopathie und interessierte Laien. Ihnen soll sie zeigen, welche Symptome in der Homöopathie wichtig sein können und worauf es bei der homöopathischen Arzneimittelwahl ankommt.

Um es deutlich zu sagen: Dieses Buch ist nicht dafür geeignet, in einem Krankheitsfall die richtige Arznei zu finden. Krankheiten sollen von erfahrenen Therapeuten behandelt werden, nicht von Anfängern. Es liefert deswegen auch keine Anleitung zur Selbstmedikation, geschweige denn zur Therapie anderer. Dieses Buch vermag lediglich einen Überblick über häufig verordnete homöopathische Arzneien und deren Arzneimittelbilder zu bieten.

Zur Auswahl der Arzneimittel: Warum gerade diese 42? Die Auswahl der Arzneimittel stützt sich auf die Ergebnisse von empirischer Forschung: Ende der 1990er Jahre wurde von der Berliner Charité die weltweit bislang umfangreichste Beobachtungsstudie zur klassischen Homöopathie durchgeführt. In dieser Untersuchung wurde die Behandlung von etwa 4000 Patienten in rund 100 deutschsprachigen homöopathischen Praxen dokumentiert. In den ausgewählten Praxen arbeiteten ausschließlich erfahrene homöopathische Ärzte mit der so genannten Einzelmittel-Homöopathie in Anlehnung an Samuel Hahnemann, den Begründer der Homöopathie.

Unter anderem wurden in dieser Studie auch die verordneten Arzneimittel dokumentiert. Von den am häufigsten verordneten Arzneien wurden 42 ausgewählt, insbesondere solche, die in akuten Fällen Verwendung fanden. Darunter finden sich auch häufig große chronische Arzneimittel, sogenannte Konstitutionsmittel, z.B. Calcium carbonicum, Lycopodium, Natrium muriaticum, Sepia oder Sulfur. Die ausgewählten 42 Arzneimittel wurden während der Beobachtungsstudie in mehr als der Hälfte *aller* Fälle verordnet.

Drei Arzneien, die ebenfalls sehr oft verschrieben wurden, fehlen: Carcinosinum, Medorrhinum und Tuberculinum. Diese drei werden nicht aus Pflanzen, Mineralien oder Metallen hergestellt, sondern aus krankhaftem Material. Man nennt solche Arzneien Nosoden. Die Anwendung von Nosoden verlangt eine besonders große Erfahrung im Umgang mit der Homöopathie. Ihre Darstellung ist daher den gängigen Arzneimittellehren vorbehalten.

Zur Darstellung der Arzneien: Es gibt unterschiedliche Herangehensweisen sowohl an einen Krankheitsfall als auch an die Symptome, die eine Arznei in der Arzneimittelprüfung hervorgerufen hat. Deswegen gibt es auch die unterschiedlichsten Arzneimittellehren. In der einen wird mehr Gewicht auf die Originalprüfungssymptome gelegt, in der anderen steht der Geistes- und Gemütszustand im Vordergrund. Welche Herangehensweise favorisiert wird, ist von Homöopath zu Homöopath unterschiedlich. Allgemein gilt jedoch: Kein Weg ist der einzig richtige, mehrere haben sich in der Praxis bewährt. Einige Symptome muss man einfach auswendig lernen, andere ergeben zusammengenommen ein einprägsames Bild.

Durch die gewählte Aufgliederung soll vermieden werden, zu viel Gewicht auf *eine* Art der Darstellung zu legen. Die ausschließliche Auflistung einzelner Symptome ermüdet und lässt leicht den Blick für Zusammenhänge verlieren. Die ausschließliche Darstellung eines roten Fadens oder einer Art Essenz verliert sich dagegen zu schnell in der Beschreibung nicht-krankhafter Charaktereigenschaften und Psychologismen.

Die Darstellung der Arzneien gliedert sich in vier Teile. Sie beginnt mit einem *Engramm*, einem Erinnerungsbild: Hier finden sich die wichtigsten Symptome eines Arzneimittels, die man kennen sollte.

Es folgen *allgemeine Charakteristika*, zumeist aufgeteilt in akute und chronische Krankheiten und allgemeine Charakteristika bei Kindern. Dieser Absatz orientiert sich stark an der Arzneimittellehre von Roger Morrison sowie an den Arbeiten von Eugène B. Nash, James Tyler Kent und William Boericke (vgl. das Literaturverzeichnis). Unter „chronisch" werden auch konstitutionelle Besonderheiten abgehandelt sowie die von Georgos Vithoulkas und seinen Schülern (z.B. Bill Gray oder Alfons Geukens) beschriebenen Essenzen knapp zusammengefasst. Auf Grund der Kürze sollte der Leser immer im Geiste ergänzen: Das Arzneimittel macht oft (nicht: immer) dies und jenes, es kann (nicht: muss) dies und jenes haben.

Im Absatz der allgemeinen Charakteristika finden sich auch Bemerkungen dazu, welche Symptome bei der jeweiligen Arznei besonders oft zur Verordnung führen. Bei manchen Arzneien ist die auslösende Situation von großer Bedeutung, z.B. bei Aconitum (Beschwerden durch Schreck) oder bei Ignatia

(Beschwerden durch enttäuschte Liebe). Manchmal sind es typische Geistes- und Gemütssymptome, die auf ein Mittel hinweisen, z.B. die Schüchternheit bei Barium carbonicum oder die starke Depression bei Aurum metallicum. Bei anderen Mitteln ist es wiederum eine Kombination aus typischen Symptomen, die die Arznei angezeigt sein lassen, z.B. bei Arsenicum album der brennende Schmerz mit Verschlechterung durch Kälte, einhergehend mit einer ängstlichen Unruhe.

An die allgemeinen Charakteristika schließen sich die wichtigen *Modalitäten* an, denen viel Raum gelassen wurde. Hier spiegeln sich besonders die Arbeiten von Cyrus M. Boger und S. R. Phatak wider. Die Modalitäten sind mit **Fett**- und Normaldruck je nach Bedeutung gewichtet. Es lohnt sich für das Arzneimittelstudium, typische Beschwerden aus anderen Arzneimittellehren heraussuchen, bei denen der Einfluss der Modalitäten deutlich wird.

Abschließend werden *ausgewählte Symptome* aufgeführt, auch wenn sie zum Teil bereits erwähnt worden sind. Die ausgewählten Symptome sind an die Sprache des Kentschen Repertoriums angelehnt (vgl. auch die Arzneimittellehre von Host Barthel).[1] Die Auswahl dieser Symptome fiel besonders schwer. Eine Arznei wie Sulfur besitzt in ihrem Arzneimittelbild mehrere Tausend. Nach welchen Kriterien sollen davon eine Handvoll ausgewählt werden?

Ein Kriterium war z.B. die erprobte Anwendung bei bestimmten klinischen Situationen. Ein weiteres Kriterium war die Bewertung eines Symptoms im Kentschen Repertorium. Wenn eine Arznei als einzige dreiwertig in einer Rubrik mit sehr wenigen Arzneien verzeichnet ist, dann fällt dies auf, ebenso wenn sie zwei- oder dreiwertig ganz alleine in einer Rubrik steht. Es empfiehlt sich daher für das Studium, die angegebenen Symptome in einem Repertorium nachzuschlagen.

Andere Symptome wurden weggelassen, obwohl sie zum Arzneimittelbild dazugehören. Weggelassen wurden beispielsweise alle Symptome, die auf eine schwere Pathologie hindeuten können, z.B. *Brennen hinter dem Brustbein bei Belastung* (Angina pectoris, Herzinfarkt?), *Fieber mit der Neigung zu spontanen*

[1] In einer Materia medica sind einzelne Arzneien mit ihren Symptomen verzeichnet. Ein Repertorium ist beinahe spiegelbildlich aufgebaut. In ihm sind einzelne Symptome aufgelistet, und es werden die Arzneien angeführt, die das entsprechende Symptom in ihrem Mittelbild enthalten. Es gibt eine Vielzahl von Repertorien mit unterschiedlichen Gliederungen. James Tyler Kent (1849–1916), ein einflussreicher amerikanischer Homöopath, verfasste um die Jahrhundertwende sein wohl wichtigstes Werk, sein *Repertory of the Homoeopathic Materia Medica*. Das Kentsche Repertorium ist das vermutlich meistbenutzte Werk seiner Art. Es liegt fast allen neueren, erweiterten Repertorien (z.B. Synthesis oder Complete Repertory) zu Grunde.

Hämatomen (Sepsis?) oder *Atemnot besser, wenn der Patient den Oberkörper höher legt und mehrere Kissen benutzt* (dekompensierte Herzinsuffizienz?). Andere schwerwiegende Symptome, wie z.B. die *Neigung zum Suizid* bei Aurum, wurden wiederum aufgenommen, da sie untrennbar zum Arzneimittelbild gehören.

Kritikpunkte an der Auswahl der Symptome und an der Art der Darstellung gibt es sicherlich reichlich.

Viele Homöopathen hätten das eine oder andere Symptom im Engramm anders gewählt, den Schwerpunkt insgesamt vielleicht sogar anders gesetzt. Die allgemeinen Charakteristika ähneln teilweise eher einem Klischee als der medizinischen Wirklichkeit. Überhaupt wird das Vorhandensein einer irgendwie gearteten „Arzneimittel-Essenz" von Homöopathen, die größeren Wert auf die Original-Prüfungssymptome legen, generell in Zweifel gezogen. Die ausgewählten Symptome wirken zuweilen willkürlich ausgewählt und aneinandergereiht. Hier hätte vermutlich jeder Homöopath seine eigene Wahl getroffen.

Zum Abschluss: Keine Arzneimittellehre ist vollkommen. In jeder finden sich Fehler, Ungenauigkeiten, Halbwahrheiten. Kein Verfasser einer Arzneimittellehre hat jedes einzelne der von ihm aufgelisteten Symptome in der eigenen Praxis bestätigt gesehen, geschweige denn mehrfach. Ich möchte daher keinen Hehl daraus machen, dass auch ich Manches abgeschrieben habe.

Mein Dank gilt wie immer meiner Ehefrau Franziska sowie den Mitarbeiterinnen und Mitarbeitern der Karl und Veronica Carstens-Stiftung und des KVC Verlages, namentlich Maria Frühwald, Henning Albrecht und Rainer Lüdtke. Besonders bedanken möchte ich mich bei Claudia Becker-Witt, die maßgeblichen Anteil an Durchführung und Auswertung der Berliner Evaluationsstudie besitzt, und bei Christian Lucae, München, und Joachim Siebenwirth, Wolfratshausen, für intensives Korrekturlesen und konstruktive Kritik.

Aconitum

Aconitum napellus, Blauer Eisenhut

Engramm

- ✓ Beschwerden durch Schreck; wenn man unerwartet dem Tod bei sich oder anderen ins Auge gesehen hat
- ✓ Beschwerden durch trockene Kälte
- ✓ Plötzliche, intensive Beschwerden
- ✓ Qualvolle Angst bis zur Todesangst, Panik
- ✓ Ängstliche Unruhe
- ✓ Trockene, heiße Haut bei Fieber
- ✓ Starker Durst

Allgemeines

Aconitum, kurz: Aconit genannt, wird vor allem als Akutmittel bei Kindern verordnet. In chronischen Krankheiten ist es selten indiziert. Aconit wirkt besonders auf das Gemüt sowie auf das Nerven- und Kreislaufsystem. Oft sind es die auslösenden Umstände der Beschwerden, die zu seiner Verordnung führen.

Akute Krankheiten werden ausgelöst durch einen plötzlichen Schreck, z.B. einen Unfall, den man beobachtet hat, oder in den man verwickelt gewesen ist, vor allem, wenn man dabei dem Tod „ins Auge gesehen hat". Andere Auslöser sind trockene Kälte oder trockener, kalter Wind.
Die Beschwerden, die entstehen, beginnen plötzlich und sind sehr intensiv und schmerzhaft – wie ein heftiger Sturm. Akute Entzündungen im Anfangsstadium mit starken stechenden, ziehenden Schmerzen, die unerträglich erscheinen. Ungeheure, qualvolle Angst bis hin zur Panik mit Furcht vor dem Tod, dessen Stunde vorausgesagt wird. Der Kranke wird fast verrückt vor Angst. Ängstliche Unruhe und brennender Durst quälen ihn.

In chronischen Fällen steht die Angstsymptomatik im Vordergrund: Panikattacken, einzelne Phobien und andere Angststörungen beherrschen das Bild. Oft findet man in der Vorgeschichte ein Schreckerlebnis, das die Beschwerden ausgelöst hat, z.B. ein Unfall, ein Erdbeben oder ähnliches.

Zeichenerklärung: ↘ = schlechter durch, ↗ = besser durch

Bei Kindern hat sich Aconit auch als Verletzungsmittel bewährt, wenn der Schreck im Vordergrund steht, oder wenn der erforderliche Verbandswechsel eine panische Angst verursacht.

Modalitäten

⤵	- **Heftige Emotionen: Schreck, Schock**, Ärger - Schlafen in der Sonne - **Kaltwerden: kaltes Wetter**, **trockener Wind**, beim Schwitzen - Druck und Berührung - **Lärm, Licht** - **Nachts**, im Bett, Mitternacht
⤴	- Frische Luft - Ruhe

Ausgewählte Symptome

- Klaustrophobie, Agoraphobie, Furcht vor Erdbeben, Unfällen, Herzkrankheiten etc.
- Erwacht nach kurzem Schlaf in Panik
- Schreit vor Schmerzen, kann die Schmerzen nicht mehr aushalten
- Eine Wange ist rot und heiß, die andere blass und kalt
- Gesicht im Liegen heiß und rot, beim Aufsetzen blass
- Hyperventilation nach Schreck
- Taubheitsgefühl, Kribbeln, Ameisenlaufen
- Pseudokrupp aus dem ersten Schlaf heraus
- Infekte mit hohem Fieber und plötzlichem Beginn
- Fieberhitze mit großem Durst auf kalte Getränke, kraftvollem Puls; ängstlich und nicht zu beruhigen; Neigung, sich abzukleiden
- Harnverhalt bei Neugeborenen
- Frauen unter der Geburt, die sicher sind, sterben zu müssen

Apis mellifica

Honigbiene

Engramm

- ✓ Brennen, Stechen, Röte, ödematöse Schwellung
- ✓ Schlechter durch Hitze und Berührung
- ✓ Besser durch kalte Anwendungen
- ✓ Durstlos

Allgemeines

Apis wird zumeist in akuten Krankheitsfällen verordnet. Es wirkt besonders auf Haut, seröse Häute und Schleimhäute.

Akute Krankheiten sind gekennzeichnet durch eine rötliche, ödematöse Schwellung mit stechenden und brennenden Schmerzen – eben wie von einem Bienenstich. Die Beschwerden sind oft im Halsbereich lokalisiert, häufig betreffen sie auch die Haut, z.B. als Folge von Insektenstichen. Kalte Auflagen bessern, leichte Berührung und Wärme verschlechtern. Diese Symptomatik findet man auch häufig in den Anfangsstadien von Abszessen oder Furunkeln.

In chronischen Fällen wird das Arzneimittel überwiegend Frauen verordnet. Die Patientinnen gelten als aktiv, zupackend, pflichtbewusst, manchmal sogar als arbeitswütig. Reizbarkeit, Eifersucht und eine ausgeprägte Sexualität können vorherrschen. Typisch ist, dass die Patientinnen Fröhlichkeit vortäuschen, obwohl es ihnen schlecht geht. Weiterhin sind sie oft auffallend ungeschickt und unbeholfen.

Zeichenerklärung: ↘ = schlechter durch, ↗ = besser durch

Modalitäten

⤵	- **Hitze: Zimmer**, **Getränke**, Wetter, Feuer, Bett, heißes Bad, Sauna - **Berührung** und Druck - Rechte Seite; von rechts nach links - Nachmittags
⤴	- Bewegung - **Kälte: Luft**, Auskleiden, Bad

Ausgewählte Symptome

- Unruhe, fruchtlose Aktivität
- Ungeschickte Hände, Gegenstände werden fallen gelassen
- Rachenentzündung besser durch kalte Getränke, ausgeprägte Schwellung des Gaumenzäpfchens
- Blasenentzündung mit starken Schmerzen während des Wasserlassens
- Nesselsuchtartiger Hautausschlag mit brennenden Schmerzen
- Zoster (Gürtelrose) mit Besserung durch kalte Auflagen
- Empfindlich gegen Berührung, Zerschlagenheitsgefühl, vor allem im Unterleib
- Zysten aller Art, besonders rechtsseitige Ovarialzysten
- Anfangsstadien von Furunkeln, Abszessen, Nagelbettentzündungen etc.

Zeichenerklärung: ⤵ = schlechter durch, ⤴ = besser durch

Argentum nitricum

Silbernitrat

Engramm

- ✓ Ängste: Höhenangst, Klaustrophobie, „Hypochondrie“
- ✓ Erwartungsspannung, Lampenfieber
- ✓ Impulsiv
- ✓ Schlechter durch Hitze
- ✓ Verlangen nach Süßem und Salzigem, Verschlechterung durch Süßes
- ✓ Splitterartige Schmerzen

Allgemeines

Argentum nitricum wird vor allem bei chronischen Krankheiten von Erwachsenen verschrieben. Es wirkt besonders auf Geist und Gemüt, ferner auf das Nervensystem sowie die Schleimhäute des Gastrointestinaltraktes und des Halses.

In akuten Fällen ist Argentum nitricum ein bewährtes Arzneimittel bei Lampenfieber, das bis hin zur Diarrhoe führt, außerdem bei Heiserkeit z.B. von Sängern. In anderen akuten Fällen können splitterartige Schmerzen und Verschlechterung durch Hitze zur Verordnung führen.

In chronischen Fällen kann Argentum nitricum bei Kranken indiziert sein, die immer in Eile sind, immer schnell gehen, alles schnell verrichten möchten.
Die Patienten können emotionalen und geistigen Impulsen nur schwer widerstehen: Sie lachen und weinen zu leicht und verlieren zu leicht die Kontrolle über ihr Tun.
Die merkwürdigsten, beunruhigenden und oft abergläubischen Vorstellungen und Ideen beeinflussen ihr Handeln; die Patienten biegen z.B. an bestimmten Straßenecken nicht ab, weil sie sicher sind, dass dann etwas Schlimmes geschieht. Dieses Verhalten kann zwanghafte Züge annehmen.
Starke Ängste herrschen vor, besonders vor Höhe und Krankheit, aber z.B. auch davor, das eigene Kind aus einem Impuls heraus zu verletzen.

Zeichenerklärung: ↘ = schlechter durch, ↗ = besser durch

Modalitäten

⤵	- **Emotionen: Angst**, Erwartungsspannung, Lampenfieber - Wärme - **Geschlossene Räume** - **Zucker**, Süßes - **Liegen auf der rechten Seite**
⤴	- **Kälte: Luft**, kaltes Bad - Fester Druck - Bewegung - Aufstoßen

Ausgewählte Symptome

- Nervös, impulsiv, gehetzt; dabei schüchtern und ängstlich
- Furchterregende Impulse, z.B. das eigene Kind zu verletzen oder von einer Höhe zu springen
- Angstzustände vor Verabredungen oder Prüfungen bis hin zur Diarrhoe; starke Unruhe dabei
- Angst schlechter beim Alleinsein, besser in Gesellschaft
- Furcht vor Höhe, Brücken, öffentlichen Plätzen
- Ängstlichkeit, die zu immer schnellerem Gehen zwingt
- Eigensinnig, starrköpfig
- Immer in Eile
- Altes Aussehen; vertrocknet, zitternd und schwach
- Halsschmerzen mit splitterartigen Schmerzen beim Schlucken
- Herzklopfen, schlechter beim Liegen auf der rechten Seite
- Diarrhoe nach Zucker
- Starke Auftreibung des Bauches, lautes Aufstoßen
- Grüner Stuhl, wie flockiger Spinat
- Polypen, Warzen, Kondylome, besonders an Hals und Anus
- Kälte der Unterarme während der Regel
- Gefühl von Ausdehnung oder Völle eines Körperteiles

Zeichenerklärung: ⤵ = schlechter durch, ⤴ = besser durch

Arnica

Arnica montana, Bergwohlverleih

Engramm

- ✓ Folgen von Verletzungen aller Art, auch von länger zurückliegenden
- ✓ Wundheitsgefühl, Zerschlagenheitsgefühl
- ✓ Alles, worauf man liegt, fühlt sich zu hart an
- ✓ Übelriechende Absonderungen
- ✓ Sagt, es gehe ihm gut, obwohl er sehr krank ist

Allgemeines

Arnica ist eines der häufigsten Akutmittel, in chronischen Fällen wird es nur selten verordnet. Es wirkt besonders auf Blutgefäße, Nerven und Muskeln und ist eines der wichtigsten Arzneimittel bei Verletzungen. Arnica ist indiziert bei Verletzungen aller Art, besonders bei stumpfen Verletzungen wie z.B. Quetschungen und Verstauchungen, aber auch bei seelischen Traumata.

In akuten Krankheiten fühlt sich der Körper wund an, wie zerschlagen.
Der Patient ist unruhig, er dreht sich hin und her, weil das Bett ihm zu hart erscheint.
Weiterhin können übel riechende Absonderungen auffallen: Stuhl, Flatus, Mundgeruch, Urin, Schleim – alles riecht faulig.

In chronischen Fällen wird das Bild durch traumatische Ereignisse geprägt. Körper und Seele fühlen sich wie zerschlagen an.
Es resultiert eine große Angst davor, jemand könne dem geschundenen Körper zu nahe kommen, ihn berühren oder sogar in ihn eindringen.

Zeichenerklärung: ↘ = schlechter durch, ↗ = besser durch

Modalitäten

↘ (schlechter durch)	- **Traumata: Quetschungen, Wehen, Schock,** Verstauchungen, Verrenkungen, Erschütterung, Überanstrengung, Ärger, finanzieller Verlust, Schreck etc. - **Berührung** - Bewegung - Nach dem Schlaf
↗ (besser durch)	- Liegen

Ausgewählte Symptome

- Sagt, es fehle ihm nichts. Verweigert die Medizin
- Furcht vor Berührung, vor der Annäherung anderer
- Folgen von Gehirnerschütterung, Kopfverletzungen
- Kopf heiß mit kaltem Körper
- Geschmack im Mund wie von faulen Eiern
- Profuse Blutungen nach Zahnextraktionen
- Rotes Gesicht
- Gicht mit stärkstem Schmerz und Angst, von auf ihn zukommenden Menschen berührt zu werden,
- Häufiges Arzneimittel während und nach einer Geburt
- Symmetrisch verteilte Hautauschläge
- Viele kleine, sehr schmerzhafte Furunkel
- Alles schmerzt wie zerschlagen, wundes und lahmes Gefühl
- Bläulich-schwarze Hämatome

Zeichenerklärung: ↘ = schlechter durch, ↗ = besser durch

Arsenicum album

Weißer Arsenik

Engramm

- ✓ Brennende Schmerzen, brennende Absonderungen
- ✓ Fröstelnd, schlechter durch Kälte in jeder Form, besser durch Wärme in jeder Form
- ✓ Unruhe, verzweifelte Angst, große Schwäche
- ✓ Schlechter Nachts, nach Mitternacht
- ✓ Brennender Durst auf häufige kleine Mengen
- ✓ Ordentlich, perfektionistisch, bis hin zur Zwanghaftigkeit

Allgemeines

Arsenicum album ist ein tief wirkendes Arzneimittel mit charakteristischen Symptomen sowohl auf der Geistes- und Gemüts- als auch auf der körperlichen Ebene. Es hat eine ausgeprägte Wirkung auf Geist und Gemüt, auf den Magen-Darm-Trakt sowie auf Atmungsorgane und Schleimhäute.

Die akuten Beschwerden sind brennend und werden – dennoch – durch Wärme oder Hitze in jeder Form gebessert.
Auch die körperlichen Absonderungen (z.B. Stuhlgang, Tränen, Schweiß oder Schleim) brennen, sie sind dünnflüssig, scharf und sehr übel riechend. Der Patient fröstelt, und beinahe alles wird schlechter durch Kälte.
Der Kranke ist sehr schwach. Schon die geringste Anstrengung erschöpft ihn stark.
Trotz der Schwäche ist er unruhig, ruhelos, ständig wechselt er Lage und Ort.
Dahinter steckt eine große Angst, die ihn umher treibt: Angst zu sterben, Angst allein zu sein und Angst, allein gelassen zu werden.
Nachts ist alles schlimmer, besonders in den Stunden nach Mitternacht.

In chronischen Fällen stehen Angst und Abhängigkeit im Vordergrund. Der Patient fühlt sich unsicher und isoliert in einer bedrohlichen Umwelt. Angstanfälle bis hin zu Panikattacken können auftreten mit dem starken Wunsch nach Gesellschaft und wiederholter Beruhigung. Abhängigkeit von anderen Men-

Zeichenerklärung: ↘ = schlechter durch, ↗ = besser durch

schen, um deren Wohlergehen gefürchtet wird. Abhängigkeit vom Arzt; dieser wird häufig angerufen, nur um sich erneut abzusichern. Großer Geiz. Ausgesprochener Ordnungssinn, oft schon mit zwanghaften Zügen. Alles wird perfekt geplant, alles muss kontrolliert werden.

Kinder sind unruhig, sie gehen vom Vater zur Mutter, von der Mutter zur Großmutter, von der Großmutter zum Vater etc. Sie möchten möglichst schnell getragen werden. Sie sind ängstlich und klammern sich an den Eltern fest.
Wenn sie größer werden, sind es ernste, oft traurige Kinder.
Häufig haben sie ein großes Verlangen nach Ordnung und Sauberkeit.
Großer Ehrgeiz. Musterschüler, die ihre Hausaufgaben immer ganz genau machen müssen.
Schon als Kinder neigen sie dazu, alles ganz genau zu planen.

Modalitäten

↘	- **Kälte in jeder Form: Getränke, Speisen, Eis,** Luft etc. - **Periodisch:** nach **Mitternacht**, um 1:00 Uhr, alle 14 Tage - Obst, **Gemüse** - Alleinsein - **Körperliche Anstrengung** - Seeluft - Rechte Seite
↗	- **Wärme, Hitze in jeder Form: Wickel, Speisen,** Getränke etc. - **Anheben des Kopfes** - Gesellschaft - Umherlaufen, Bewegung - Schnelles Getragenwerden

Ausgewählte Symptome

- ▶ Große Angst, oft mit ebenso großer Ruhelosigkeit verbunden
- ▶ Angst um die Gesundheit
- ▶ Furcht vor Tod, Krankheit, Krebs, Einbrechern, Armut. Schlechter beim Alleinsein, besser in Gesellschaft
- ▶ Anspruchsvoll. Perfektionist. Zwanghafte Züge. Plant alles ganz genau.

Zeichenerklärung: ↘ = schlechter durch, ↗ = besser durch

- Geiz
- Allgemeine Überempfindlichkeit
- Akute Kopfschmerzen werden durch Kälte gebessert, der Rest des Körpers braucht aber Wärme. Der Kopf ist ständig in Bewegung
- Brennen in den Augen mit scharfem Tränenfluss, der die Wangen wund macht
- Ödeme um die Augen herum
- (Rechtsseitiger) Schnupfen mit dünnen, wässrigen, wundmachenden Absonderungen
- Brennende Halsschmerzen, besser durch warme Getränke
- Magenschmerzen besser durch Trinken von Milch
- Kann den Geruch und den Anblick von oder den Gedanken an Speisen nicht ertragen
- Brennender Durst, häufiges Nippen an warmen Getränken. In chronischen Fällen oft Verlangen nach kalten Getränken
- Verlangen nach Fett (Schmalz), Saurem (Zitronen) und Milch
- Diarrhoe mit wässrigen, stinkenden und sauren Stühlen. Ausgelöst und verschlechtert durch Angst, kalte Getränke, Eiscreme, Obst, verdorbenes Fleisch
- Diarrhoe gleichzeitig mit Erbrechen
- Kalte Extremitäten. Zittern während der Angst
- Schlaflosigkeit nach Mitternacht
- Trockene Haut, Hautauschläge brennen und jucken. Schlechter durch Kälte und Kratzen
- Fieber besonders zwischen Mitternacht und um 2:00 oder 3:00 Uhr. Äußere Kälte, innere Hitze
- Akute Krankheiten, bei denen große Ruhelosigkeit, Angst, Frösteln und häufiger Durst auf kleine Mengen bestehen

Aurum metallicum

Gold

Engramm

- ✓ Depression mit Neigung zum Selbstmord
- ✓ Schlechter Nachts; besser abends, besser durch Musik
- ✓ Beten
- ✓ Heftige Wutanfälle
- ✓ Blutandrang

Allgemeines

Aurum wird fast ausschließlich in chronischen Fällen von Erwachsenen verordnet. Es wirkt vor allem auf Geist und Gemüt, Herz und Kreislauf sowie auf die Knochen. Meistens sind es typische Geist- und Gemütssymptome, die zu seiner Verordnung führen.

Oft handelt es sich um Menschen, die zu ernst, zu gewissenhaft, zu karriereorientiert und zu ehrgeizig sind. Gleichzeitig besitzen sie eine religiöse oder spirituelle Tendenz mit Neigung zum (übermäßigen) Beten oder Meditieren.
Geschäftlicher Misserfolg, familiäre Sorgen, Liebeskummer oder eine Demütigung können zu heftigen Wutausbrüchen auf der einen und tiefen Depressionen mit drängenden suizidalen Gedanken und Plänen auf der anderen Seite führen. Der Gedanke an Selbstmord kann auch ganz plötzlich auftreten, z.B. als Impuls, von einer Höhe zu springen, oder während einer Autofahrt in den Gegenverkehr oder gegen einen Brückenpfeiler zu rasen. Manchmal beruhigt der Gedanke an den Tod die Patienten.
Aurum kann zudem bei Menschen angezeigt sein, die sich wegen ihrer starken Schmerzen umbringen möchten.
Auf körperlicher Ebene besteht die Tendenz zu Blutandrang (Kongestionen) in vielen Organen. Außerdem leiden die Patienten häufig unter zu hohem Blutdruck.
Fast alle Beschwerden verschlimmern sich nachts.

Modalitäten

↘ (schlechter durch)	- **Nachts**, von Sonnenuntergang bis Sonnenaufgang - **Gefühle**: Enttäuschung, Geringschätzung, Kummer, Widerspruch - **Kälte** - **Geistige Anstrengung** - Wolkiges Wetter - Winter
↗ (besser durch)	- **Kaltes Baden** - Abends - Musik - Frische Luft - Warmwerden

Ausgewählte Symptome

- Furcht vor Herzerkrankungen
- Gewissensangst, als ob eines Verbrechens schuldig
- Gefühl, für diese Welt nicht geschaffen zu sein, Sehnsucht nach dem Tode
- Angst mit Blutandrang zum Kopf; mit rotem Gesicht
- Verträgt keinen Widerspruch; Zorn durch Widerspruch
- Knollige Nasenspitze
- Gefühl, also ob das Herz stehen bleiben würde; danach oft heftiger Pulsschlag
- Beschwerden der Hoden, besonders des rechten
- Stöhnen, Weinen im Schlaf
- Knochenschmerzen nachts

Zeichenerklärung: ↘ = schlechter durch, ↗ = besser durch

Barium carbonicum

Bariumcarbonat

Engramm

- ✓ Unreife: körperlich, emotional, geistig
- ✓ Kindisches Verhalten; Mangel an Selbstvertrauen; Abhängigkeit von anderen; Gefühl, ausgelacht zu werden
- ✓ Geschwollene Mandeln, rezidivierende Mandelentzündungen, harte Lymphknotenschwellungen
- ✓ Stinkender, kalter Fußschweiß

Allgemeines

Barium carbonicum wird fast ausschließlich in chronischen Fällen verordnet, bei Kindern deutlich öfter als bei Erwachsenen. In der Regel führen die Geistes- und Gemütssymptome zu seiner Verordnung. Daneben wirkt Barium carbonicum vor allem auf das lymphatische Gewebe.

Chronische Fälle sind charakterisiert durch eine ausgesprochene Unreife auf der körperlichen, geistigen oder emotionalen Ebene, häufig auch kombiniert.
Die Kinder lernen spät laufen und sprechen; sie sind sehr ängstlich, besonders in Gegenwart Fremder, und sie verstecken sich hinter den Eltern oder Möbelstücken; sie sind zu leicht zu beeinflussen, unsicher, Hilfe suchend, und abhängig von anderen; sie haben eine große Angst vor allem Neuen, besonders aber vor fremden Menschen. Typisch ist auch das Gefühl, ausgelacht zu werden. Häufig bestehen Konzentrations- und Lernschwierigkeiten.
Bei Erwachsenen können auch nur die Ängste oder ein insgesamt zu kindisches Verhalten im Vordergrund stehen. Bei seniler Demenz imponiert neben der eingeschränkten geistigen Leistungsfähigkeit vor allem ein Rückfall in kindische Wesenszüge.
Körperlich besteht besonders bei Kindern die Neigung zu rezidivierenden Mandelentzündungen mit einer ausgeprägten zervikalen Lymphknotenschwellung. Oft atmen sie durch den Mund, was dem Gesicht einen dümmlichen Ausdruck verleiht.

Zeichenerklärung: ↘ = schlechter durch, ↗ = besser durch

Modalitäten

↘	- **Gesellschaft** - **Kälte: Feuchtigkeit**, kalte Füße, kalter Kopf - **Liegen auf schmerzhaften Teilen**
↗	- Warme Umschläge

Ausgewählte Symptome

- Misstrauisch und schüchtern in Anwesenheit Fremder
- Nägelbeißen
- Kinder bedecken das Gesicht mit den Händen, blicken jedoch durch die Finger
- Unentschlossenheit
- Vorzeitiger Haarausfall
- Abneigung gegen Obst, gegen Pflaumen
- Stinkender Fußschweiß
- Übel riechender Schweiß einer Körperseite

Zeichenerklärung: ↘ = schlechter durch, ↗ = besser durch

Belladonna

Atropa belladonna, Tollkirsche

Engramm

- ✓ Plötzlicher Beginn, extreme Intensität
- ✓ Intensive und brennende Hitze, intensive Rötung
- ✓ Klopfende oder pulsierende Schmerzen
- ✓ Kopf heiß und rot, Hände und Füße kalt
- ✓ Empfindlich auf Sinnesreize, vor allem auf Erschütterung, Temperaturschwankungen, Licht, Lärm etc.
- ✓ Schlechter rechts
- ✓ Schlechter um 15:00 Uhr

Allgemeines

Belladonna wird vor allem bei Kindern in akuten Krankheitsfällen verordnet. Seine Hauptwirkung betrifft das Nervensystem, die Blutgefäße und die Schleimhäute, besonders die des Rachens.

Akute Krankheiten sind gekennzeichnet durch ihren plötzlichen Beginn und die große Heftigkeit der Symptome. Oft besteht hohes Fieber, mitunter sogar mit lebhaften Halluzinationen und Furcht vor eingebildeten Dingen.
Das Gesicht ist hochrot und heiß, die Augen glänzen, die Pupillen sind erweitert. Hände und Füße fühlen sich dabei typischerweise kalt an. Entzündete Stellen sind sehr rot und geben eine enorme, trockene Hitze ab. Es bestehen klopfende oder pulsierende Schmerzen in den entzündeten Teilen, oft auch im Kopf.
Die Beschwerden verschlechtern sich durch leichte körperliche Erschütterung, z.B. wenn jemand unabsichtlich gegen das Bett des Kranken stößt. Auch Licht, Lärm oder Berührung verschlechtern.
Ausgelöst werden die Symptome oftmals durch Temperaturveränderungen, z.B. durch zu starken Sonnenschein, zu starke Kälte oder durch Haarewaschen.
Belladonna ist oft indiziert bei Halsentzündungen, Mittelohrentzündungen oder anderen akuten Krankheiten, besonders wenn sie rechtsseitig betont sind.

Zeichenerklärung: ↘ = schlechter durch, ↗ = besser durch

Modalitäten

↘	- Überhitzung (**starker Sonnenschein**, Sonnenstich) - Abkühlung und **Zugluft**: **am Kopf, nach dem Haareschneiden oder -waschen** - **Leichte Erschütterung, Berührung, Licht, Geräusche** - **15:00 Uhr** - Rechts
↗	- **Zurückbeugen** - Leichte Bedeckung - Bettruhe

Ausgewählte Symptome

- Halluzinationen von Gespenstern, wilden Tieren, furchtbaren Dingen etc.
- Schwindel, schlechter durch Kopfbewegung, Umdrehen im Bett oder Beugen nach vorn
- Kopfschmerzen vom Hinterkopf in die rechte Schläfe ziehend
- Kopfschmerzen schlechter durch Licht, Lärm, geringe Erschütterung oder Bewegung des Kopfes, Bewegung, Sonne, Menstruation, Husten, Treppenlaufen
- Kopfschmerzen besser durch kalte Auflagen, Liegen im Dunkeln, Druck, Anlehnen des Kopfes
- Bindehautentzündung mit erheblicher Lichtscheu
- Mittelohrentzündung, besonders rechts, mit stärksten klopfenden Schmerzen, schlimmer nachts im Bett, das Trommelfell ist vorgewölbt und hochrot. Das Kind schreit im Schlaf auf
- Nasennebenhöhlenentzündung, rechtsseitig, besser durch starken Druck
- Mandelentzündung vor allem rechts, hochroter Rachen, starkes Engegefühl
- Neuralgieförmige Schmerzen, kommen und gehen plötzlich
- Verlangen nach Zitronen und Zitronenlimonade; Abneigung gegen Milch
- Durst, aber mag nicht trinken.
- Glatte, glänzende Scharlachröte der Haut mit intensiver Hitze
- Aufschrecken im Schlaf

Bryonia

Bryonia cretica, Bryonia dioica, Zaunrübe

Engramm

- ✓ Trockenheit
- ✓ Schlechter durch geringste Bewegung
- ✓ Besser durch Ruhe und Druck
- ✓ Stechende Schmerzen
- ✓ Großer Durst

Allgemeines

Bryonia wird meistens in akuten Fällen verordnet, bei Erwachsenen öfter als bei Kindern. Seine Wirkung betrifft vor allem die serösen Häute und die Schleimhäute. Im Zentrum des pathologischen Geschehens stehen in der Regel die beiden Hauptsymptome Trockenheit und Verschlechterung durch Bewegung.

Akute Krankheitsbilder sind durch eine große Trockenheit der serösen Häute (z.B. des Brustfells) oder der Schleimhäute geprägt. Es herrscht eine so große Trockenheit vor, dass selbst die geringste Bewegung stechende Schmerzen verursacht. Der Kranke ist reizbar und möchte allein gelassen werden. Er möchte sich nicht bewegen und liegt ganz still im Bett. Jede Störung verschlechtert, da sie dazu führt, dass sich der Kranke bewegen muss.
Druck auf die schmerzhafte Stelle bessert die Beschwerden, weil dadurch der Bewegungsumfang eingeschränkt wird. Der Kranke liegt infolgedessen auf der betroffenen Seite.
Passend zur allgemeinen Trockenheit verspürt der Kranke einen enormen Durst auf große Mengen.

In chronischen Fällen ist der Patient mit finanziellen Angelegenheiten beschäftigt, manchmal sogar von einer ausgeprägten Furcht vor Armut beherrscht. Meistens wird Bryonia in chronischen Fällen jedoch auf Grund der geschilderten körperlichen Symptome verschrieben.

Kinder möchten nicht getragen werden, auch sie wollen lieber ihre Ruhe haben.

Zeichenerklärung: ↘ = schlechter durch, ↗ = besser durch

Modalitäten

⤵	- **Jede Bewegung: Bücken, Anstrengung, Husten, tiefes Atmen etc.** - **Ärger** - Trockene Hitze, trockene Kälte - Kalte Getränke, wenn erhitzt - Rechts
⤴	- **Druck**: Bandagen, **Liegen auf der schmerzhaften Seite**, Halten des betroffenen Teiles - **Ruhe** - **Kühle frische Luft,** feuchtes, wolkiges Wetter

Ausgewählte Symptome

- Möchte nach Hause gehen; denkt, er sei fort von zu Hause
- Spricht von Geschäften
- Fettiges Haar
- Kopfschmerzen über dem linken Auge beginnend, dann zum Hinterkopf ziehend, von dort sich über den gesamten Körper ausbreitend
- Kopfschmerz schlechter durch Bewegung, z.B. der Augen oder beim Husten, besser beim Augenschließen und durch Druck
- Trockener Mund; trockene, rissige Lippen
- Großer Durst auf große Mengen zumeist kalten Wassers. Trinkt nicht oft, dann aber viel
- Verstopfung, der Stuhl ist trocken und hart
- Diarrhoe nach Sauerkraut, nach kalten Getränken wenn überhitzt, nach Obst; schlimmer morgens, schlimmer durch die kleinste Bewegung
- Trockener Husten, muss beim Husten den Kopf oder die Brust halten. Muss beim Husten aufsitzen, schlechter nachts
- Husten beim Betreten eines warmen Zimmers
- Druck im Magen wie von einem Stein nach dem Essen
- Schmerzen in den Beinen wie bei Ischialgie, besser durch Liegen auf der schmerzhaften Seite
- Steifheit der Gelenke; Verstauchungen, Verrenkungen
- Unruhige Träume von harter Arbeit oder Tagesgeschäften

Zeichenerklärung: ⤵ = schlechter durch, ⤴ = besser durch

Calcium carbonicum Hahnemanni

Austernschalenkalk

Engramm

- ✓ Dick, phlegmatisch, schnell erschöpft
- ✓ Schlechter durch Anstrengung, schlechter durch Kälte und Nässe
- ✓ Kalte, feuchte Extremitäten
- ✓ Reichlicher Kopf- und Nackenschweiß, vor allem im Schlaf, oft sauer
- ✓ Verlangen nach (weich gekochten) Eiern
- ✓ Viele Ängste, großes Sicherheitsbedürfnis
- ✓ Angst und Schwindel in der Höhe

Allgemeines

Calcium carbonicum ist eines der am häufigsten verordneten Arzneimittel sowohl in akuten als auch in chronischen Fällen. Es wirkt bevorzugt auf Drüsen, Knochen, Haut und Schleimhäute sowie auf das Gemüt.

Bei akuten Krankheiten führen oft typische Leitsymptome zur Verordnung des Mittels: Starker Kopf- und Nackenschweiß, der im Schlaf das Kissen nass macht und besonders bei Säuglingen und kleinen Kindern auftritt; Verschlechterung durch Kälte, Nässe und Anstrengung; Beschwerden durch Überanstrengung. Oft bestehen diese Symptome in Verbindung mit dem typischen Aussehen der Patienten: dick, plump, schlaff, anämisch.

In chronischen Fällen bestehen ebenfalls die oben genannten Charakteristika. Oft herrschen zahlreiche und starke Ängste vor: Angst und Schwindel an hochgelegenen Orten; Angst um die Gesundheit; Angst, verrückt zu werden; Angst, andere könnten den Zustand oder die Verwirrung des Patienten bemerken; Angst, was andere von ihnen denken könnten; Angst vor Ratten oder Mäusen etc. Auch Angst vor schlechten Neuigkeiten oder die Unfähigkeit, Schreckliches oder Schockierendes, z.B. in den Nachrichten, zu hören, kommen vor.

Zeichenerklärung: ↘ = schlechter durch, ↗ = besser durch

Die Patienten sind normalerweise gewissenhafte, hart arbeitende Personen, die sich zu viel aufgelastet haben und zusammengebrochen sind.
Kinder sind phlegmatische Spätentwickler mit großem Bauch und großem Kopf. Sie sind dick, bequem und rasch ermüdet. Die Fontanellen sind lange offen; Laufen und Sprechen werden erst spät erlernt.
Die Kinder neigen zu häufig wiederkehrenden Infektionen der Mandeln, des Mittelohres und des Brustraumes.
Ihr reichlicher Schweiß riecht sauer und benässt das Bettzeug. Auch der Stuhl kann sauer riechen. Bemerkenswerterweise geht es den Kindern gut, wenn sie verstopft (obstipiert) sind.
Oft sind die Kinder dickköpfig. Wenn sie älter werden, können sie ein auffallend religiöses Interesse entwickeln.

Modalitäten

↘	- **Kälte: Raues Wetter, Baden,** Nässe, Abkühlen - **Geistige oder körperliche Überanstrengung**, z.B. Treppensteigen - **Zahnung** - **Kleiderdruck** - Milch - Aufwachen - Pubertät - Vollmond
↗	- Trockenes Wetter - Ruhe, Liegen

Ausgewählte Symptome

- Angst um die Gesundheit, Verzweiflung an der Genesung
- Furcht vor Geisteskrankheit
- Dickköpfig, eigensinnig
- Schreckliche Dinge ergreifen sie tief
- Alpträume; sieht furchtbare Gesichter und Visionen beim Augenschließen

Zeichenerklärung: ↘ = schlechter durch, ↗ = besser durch

- Höhenschwindel, Höhenangst
- Aphthen, besonders bei Kindern
- Langsames, schwieriges Zahnen
- Saures Aufstoßen; saures Erbrechen; saurer Stuhl
- Verlangen nach weich gekochten Eiern, Süßem und Unverdaulichem
- Verlangen nach oder Abneigung gegen Milch
- Neigung zur Verstopfung mit auffallender Fröhlichkeit dabei
- Kalte Füße im Bett; trägt nachts Socken, die später ausgezogen werden
- Kalte, feuchte Extremitäten; Händedruck wie von einem klammen Schwamm
- Rissige Hände im Winter
- Nägel brüchig oder verkrüppelt
- Gelenkbeschwerden schlechter durch feucht-kaltes Wetter
- Wadenkrämpfe nachts im Bett, beim Strecken des Beines
- Schwäche und Schmerzen im Lendenwirbelsäulenbereich
- Brüste geschwollen und schmerzhaft vor der Menstruation
- Menses zu früh, zu stark, zu lang
- Schwitzt leicht bei Anstrengung, in kalter Luft, nachts
- Gefühl, innerlich zu zittern

Zeichenerklärung: ↘ = schlechter durch, ↗ = besser durch

Calcium phosphoricum

Kalziumhydrogenphosphat

Engramm

- ✓ Unzufriedenheit, Verlangen nach Veränderung
- ✓ Schlechter durch feuchtkaltes Wetter, durch Schneeschmelze
- ✓ Beschwerden durch schlechte Nachrichten
- ✓ Verlangen nach Geräuchertem, Speck, Wurst
- ✓ Kopf- und Magenschmerzen bei Schulkindern

Allgemeines

Calcium phosphoricum wird besonders in chronischen Fällen verordnet. Es wirkt bevorzugt auf Knochen und Drüsen, auf das Abdomen sowie auf Geist und Gemüt.

In chronischen Fällen imponiert eine ausgesprochene Unzufriedenheit, ohne dass der Patient weiß, warum er eigentlich so unzufrieden ist. Als Folge dieser Unzufriedenheit verlangt der Patient nach stetiger Veränderung, die jedoch keine dauerhafte Besserung bringt.

Kinder sind reizbar und jammern den ganzen Tag. Sie möchten ständig getragen werden. Oft ist ihre Entwicklung verlangsamt.
Älteren Kindern ist schnell zu langweilig. In der Schule können Probleme auftreten, besonders Kopf- und Bauchschmerzen.

Körperliche Beschwerden werden durch jeden Wetterwechsel ausgelöst. Typischerweise verschlechtert die Schneeschmelze alle Symptome.
Manchmal steht auch eine unerwartete und schlechte Nachricht am Beginn des Leidens.

Zeichenerklärung: ↘ = schlechter durch, ↗ = besser durch

Modalitäten

⤵

- **Wetterwechsel**
- **Luftzug, Kälte und Nässe, Schneeschmelze**
- **Zahnung**
- **Flüssigkeitsverlust**
- Geistige Anstrengung
- Pubertät
- Früchte, Apfelwein
- Schlechte Nachrichten
- Denken an die Beschwerden

⤴

- **Hinlegen**
- Trockenes, warmes Wetter

Ausgewählte Symptome

- Will nach Hause gehen; und wenn zu Hause, will er fortgehen
- Neigung zu Seufzen
- Trägheit, Faulheit
- Verspätete Zahnung
- Wucherungen von Rachen- und Gaumenmandeln
- Kopfschmerz bei Schulkindern
- Verlangen nach Geräuchertem, Speck, Schinkenrinde, scharfen Wurstwaren
- Unverträglichkeit von und Abneigung gegen Muttermilch
- Grüner, heißer, schleimiger, herausspritzender Stuhl
- Nächtliche Schmerzen in den Knochen während des Wachstums
- Schmerzen und Steifigkeit in der Nackenregion, schlechter durch Luftzug
- Kälte- oder Wundheitsgefühl an kleinen Stellen, z.B. Scheitel, Nasenspitze, Finger etc.
- Taubheitsgefühl und Kribbeln an verschiedenen Orten

Zeichenerklärung: ⤵ = schlechter durch, ⤴ = besser durch

Calcium sulfuricum

Gefälltes Kalziumsulfat

Engramm

- ✓ Abszesse, Furunkel, entzündete Drüsen
- ✓ Starke und anhaltende Eiterungen, die gelb, dick und krümelig sind
- ✓ Neigung zu Fistelbildung
- ✓ Besser an frischer Luft

Allgemeines

Calcium sulfuricum wirkt besonders auf das Bindegewebe, auf Schweißdrüsen und Schleimhäute. In der Regel führen typische körperliche Symptome zu seiner Verordnung.

Es besteht eine ausgeprägte Neigung zu Eiterungen mit dickem, gelbem, krümeligem und blutigem Eiter. Abszesse, Pickel oder Schweißdrüsenentzündungen eitern lange Zeit vor sich hin. Häufig bilden die Eiterherde Fisteln.
Verschlechtert werden die Beschwerden durch Kälte, insgesamt geht es den Patienten an der frischen Luft jedoch besser.

In chronischen Fällen kann eine übertriebene Eifersucht auffallen. Manche Kranke können das Gefühl haben, ihr eigentlicher Wert würde von den anderen Menschen nicht anerkannt werden.

Modalitäten

⤵
- **Luftzug**
- Berührung
- Kälte
- Nässe
- Warmer Raum

⤴
- **Frische Luft**
- **Baden**
- Essen
- Hitze (lokal)
- Ausziehen

Ausgewählte Symptome

- Eifersucht, auch unter Kindern
- Lamentiert, dass sein Wert von anderen nicht anerkannt würde
- Verachtet die, die ihm nicht zustimmen
- Leicht gereizt
- Kruppartiger Husten, morgens oder nur nach dem Erwachen
- Abneigung gegen Fleisch
- Ekzeme, die nicht heilen wollen
- Abszesse an Zähnen und Zahnfleisch, Wurzelspitzengranulome

Zeichenerklärung: ⤵ = schlechter durch, ⤴ = besser durch

Carbo vegetabilis

Holzkohle

Engramm

- ✓ Schwäche, Erschöpfung, Leere, Apathie
- ✓ Kälte und Blaufärbung; venöse Stase
- ✓ Lufthunger mit Verlangen, Luft zugefächelt zu bekommen
- ✓ Neigung zum Aufstoßen, das generell bessert
- ✓ Keine vollständige Erholung seit einer früher zurückliegenden Erkrankung

Allgemeines

Carbo vegetabilis wird vor allem zur Behandlung akuter Krankheiten von Erwachsenen eingesetzt, oft bei schweren Krankheiten. Seine Wirkung betrifft besonders die Schleimhäute des Magen-Darm-Traktes sowie das Herz bzw. die venöse Durchblutung.

Akute Krankheiten sind gekennzeichnet durch eine auffallende Schwäche bis hin zur Kollapsneigung, einhergehend mit Kältegefühl und ausgeprägtem Lufthunger. Die Patienten fächeln sich Luft zu oder richten einen Ventilator auf sich. Obwohl es dem Patienten zu kalt ist, mag er keine Bedeckung.
Oft besteht gleichzeitig eine starke Auftreibung des Bauches, die besser wird durch Aufstoßen. Aufstoßen bessert generell, also nicht nur die Bauchsymptome, sondern z.B. auch Kopfschmerzen.

Manchmal ist das Arzneimittel angezeigt, wenn sich der Patient nie mehr von einer früheren Erkrankung erholt hat. Mononukleose (Pfeiffersches Drüsenfieber), frühere Infekte, Flüssigkeitsverluste, Ausschweifungen, Unfälle oder Überanstrengungen sind typische Auslöser.

Selten manifestiert sich die Symptomatik im psychischen Bereich. Dann können – wie bei einer schweren Depression – Apathie, Desinteresse und Gleichgültigkeit im Vordergrund stehen.

Zeichenerklärung: ↘ = schlechter durch, ↗ = besser durch

Modalitäten

↘ (schlechter durch)	- **Wärme**, vor allem feuchte Wärme - **Ausschweifungen** - Erschöpfung - Kleiderdruck - Flaches Liegen - Dunkelheit
↗ (besser durch)	- **Aufstoßen** - **Frische Luft** - Blähungsabgang

Ausgewählte Symptome

- Abneigung gegen Dunkelheit
- Furcht vor Gespenstern
- Reizbarkeit
- Das Zahnfleisch blutet leicht und löst sich von den Zähnen
- Gefühl einer kalten Zunge
- Häufiges Niesen mit ständigem und heftigem Kitzeln in der Nase
- Abneigung gegen Fett
- Atemnot durch Flatulenz
- Auftreibung des Bauches, Aufstoßen bessert, Kleiderdruck verschlechtert
- Aufstoßen nach Essen von Butter
- Kalte Knie nachts
- Übelriechende Absonderungen

Zeichenerklärung: ↘ = schlechter durch, ↗ = besser durch

Causticum Hahnemanni

Ätzstoff Hahnemanns

Engramm

- ✓ Wundheit, Roheit und Brennen, vor allem der Schleimhäute
- ✓ Allmählich zunehmende Lähmungen
- ✓ Mitgefühl, verträgt keine Ungerechtigkeiten
- ✓ Schlechter durch trockenes und trocken-kaltes Wetter
- ✓ Besser durch trübes, feuchtes Wetter
- ✓ Verlangen nach Geräuchertem, Abneigung gegen Süßes
- ✓ Ruhelosigkeit der Extremitäten abends und nachts im Bett

Allgemeines

Causticum wird bei Erwachsenen und Kindern gleichermaßen sowohl bei akuten als auch bei chronischen Krankheiten verordnet. Es wirkt vor allem auf Nerven, Muskeln sowie auf den Respirations- und den Harntrakt.

Akute Krankheiten betreffen häufig den Respirationstrakt: Ein trockener, harter, tiefer Husten, der schlechter abends in der Bettwärme ist und sich durch Trinken kalten Wassers bessert; beim Husten besteht ein starker Wundschmerz in der Brust oder im Kehlkopf, die betroffene Partie fühlt sich wund, roh und brennend an; das gelöste Sputum muss geschluckt werden.
Räusperzwang oder Heiserkeit mit komplettem Stimmverlust können auftreten. Causticum ist auch bewährt bei unfreiwilligem Harnabgang beim Husten oder beim Harnverhalt nach Operationen.

In chronischen Fällen können langsam fortschreitende Lähmungen, Muskelkontrakturen, Zuckungen oder reißende Schmerzen in der Muskulatur im Vordergrund stehen.
Die Patienten sind oft über die Maßen mitfühlend. Sie können aus sozialem Mitgefühl heraus Gerechtigkeitsfanatiker mit anarchistischen Tendenzen werden. Es gibt häufig *ein* entscheidendes Thema, *einen* zentralen Punkt in ihrem Leben, um den sich alles dreht. Sie können zunehmende Ängste, Vorahnungen von schlimmen Ereignissen und zwanghafte Verhaltenszüge entwickeln, verbun-

Zeichenerklärung: ↘ = schlechter durch, ↗ = besser durch

den mit der Angst, irgendetwas vergessen zu haben (z.B. den Ofen auszuschalten). Häufig werden die Beschwerden durch einen großen Kummer ausgelöst.

Kinder sind sehr sensibel und außerordentlich mitfühlend. Sie leiden unter Furcht vor Dunkelheit und möchten nicht allein zu Bett gehen. Teenager rebellieren, sie können sehr idealistisch und sozial engagiert sein.

Modalitäten

↘	- **Trockene kalte Luft, Wind, Luftzug** - **Bücken** - 15–16:00 Uhr und **abends** - Anstrengung - Rechte Seite - Kummer
↗	- **Kalte Getränke** - Waschen - Langsame Bewegung - **Wärme, Bettwärme**

Ausgewählte Symptome

- Stottern, durch Ärger; bei Erregung
- Roter Mittelstreifen der Zunge
- Husten beim Bücken; weckt aus dem Schlaf; mit Hüftgelenkschmerzen
- Gefühl, als könne er nicht tief genug husten um den Schleim zu lösen
- Verlangen nach Geräuchertem, Abneigung gegen Süßes
- Verstopfung; im Stehen geht der Stuhl leichter ab
- Unwillkürliches Urinieren im ersten Schlaf; beim Husten, Lachen, Niesen etc.
- Menses fließt nur tagsüber
- Verzögerte Menarche
- Große Warzen im Gesicht, auf der Nase, an den Fingern am Nagelrand
- Rheumatische Beschwerden besser durch Wärme, besonders durch Bettwärme
- Ruhelose Extremitäten abends und nachts

Zeichenerklärung: ↘ = schlechter durch, ↗ = besser durch

Chamomilla

Matricaria chamomilla, Chamomilla recutita, Echte Kamille

Engramm

- ✓ Kinder, Kolik, kapriziös
- ✓ Überempfindlich gegen Schmerzen, der Kranke hält sie nicht mehr aus
- ✓ Ungeduldig, reizbar, zornig, schnippisch, launisch
- ✓ Muss getragen werden
- ✓ Eine Wange rot und heiß, die andere blass und kalt

Allgemeines

Chamomilla wird in der Regel bei akuten Krankheiten von Kindern verordnet, seltener bei Erwachsenen, z.B. bei Frauen unter der Geburt. Chamomilla wirkt besonders auf das Gemüt und die Nerven sowie auf den Verdauungstrakt. In der Regel führt die überreizte Stimmung in Verbindung mit charakteristischen körperlichen Symptomen zur Verordnung.

In akuten Krankheiten besteht eine ungeheure Empfindlichkeit gegenüber Schmerzen. Die Beschwerden sind für den Betroffenen unerträglich, er möchte beinahe lieber tot sein, als weiterhin solche Schmerzen haben. Objektiv scheint es aber, dass die Schmerzen nicht derartig schlimm sein können. Man meint, die Patienten ärgern sich geradezu über ihre Beschwerden. Sie schreien, schimpfen und verlangen nach sofortiger Erleichterung, sie sind schnippisch, reizbar und neigen zu heftigstem Zorn.

Kinder verlangen nach diesem und jenem, und wenn sie es bekommen, schmeißen sie es wieder weg. Sie möchten ständig getragen werden und mögen es nicht, wenn man sie anspricht oder berührt.
Chamomilla ist oft bei Dreimonatskoliken indiziert, wenn das Kind überhaupt nicht zu beruhigen ist, oder bei Mittelohrentzündungen, wenn das Kind hysterisch wird, sobald der Arzt das Ohr untersuchen möchte. Sie können die Eltern oder den Arzt in solchen Situationen sogar treten oder schlagen.

Zeichenerklärung: ↘ = schlechter durch, ↗ = besser durch

Modalitäten

↘ (schlechter durch)	- **Zorn, Ärger** - **Zahnung** - **Nachts** - **Kaffee** - Kälte: Luft, Erkältung, Feuchtigkeit - Wind
↗ (besser durch)	- **Getragen werden** - Mildes Wetter - Schwitzen - Kalte Anwendungen

Ausgewählte Symptome

- Untröstlich
- Streitsüchtig, mürrisch etc.
- Kapriziös: Weiß nicht, was er will
- Furcht vor Wind
- Außer sich vor Schmerz
- Eine Wange rot und heiß, die andere blass und kalt
- Zahnschmerzen, schlechter durch warme Getränke, beim Betreten eines warmen Raumes, im Bett
- Mittelohrentzündung, die Schmerzen werden durch Wind und Berührung verschlechtert
- Das Kind wacht nachts auf, schreit wie am Spieß, ist nicht zu beruhigen, muss getragen werden
- Aufstoßen wie von faulen Eiern
- Stuhl: sauer, grün, wie gehackter Spinat, manchmal mit gelben Beimengungen, riecht nach faulen Eiern
- Kolikartige Bauchschmerzen
- Schmerzen mit Taubheitsgefühl der betroffenen Teile
- Heiße Füße, muss sie entblößen
- Stärkste Wehen, die Schmerzen sind kaum auszuhalten, sie möchte am liebsten fliehen, ist äußerst ungeduldig und schimpft

Zeichenerklärung: ↘ = schlechter durch, ↗ = besser durch

China officinalis

Rinde des roten Chinarindenbaumes

Engramm

- ✓ Schwäche durch Verlust von Körperflüssigkeiten
- ✓ Schlechter durch leichteste Berührung, besser durch kräftigen Druck
- ✓ Aufgetriebener Bauch, nicht besser durch Aufstoßen oder Blähungsabgang
- ✓ Große Empfindlichkeit, Reizbarkeit
- ✓ Nächtliche Luftschlösser
- ✓ Angst vor Tieren

Allgemeines

China officinalis wird überwiegend bei akuten Erkrankungen von Erwachsenen eingesetzt, vor allem in den späten Phasen akuter Krankheiten. Es wirkt besonders auf Kreislauf und Verdauungsorgane. Meistens führt die auslösende Ursache in Verbindung mit charakteristischen Symptomen zu seiner Verordnung.

Bei akuten Krankheiten besteht eine große Schwäche infolge eines (auch länger zurückliegenden) Verlustes von Körperflüssigkeiten, z.B. Diarrhoe, Erbrechen, Eiterabsonderungen, Stillen oder ähnliches. Durch den Verlust dieser Flüssigkeiten kann es z.B. zu Kopfschmerzen kommen. Typisch ist die Verschlechterung durch leichte Berührung bei gleichzeitiger Besserung durch harten Druck.
Der Kranke ist schwach, überempfindlich, nervös und reizbar; alles regt ihn auf: Schmerz, Licht, Geräusche, Gerüche etc. Besonders bei Gallenleiden kann dieser Zustand beobachtet werden. Manchmal kann die beschriebene Schwäche auch nach emotionalem oder geistigem „Säfteverlust“ auftreten.

Auch in chronischen Fällen kann es sich um Erkrankungen handeln, die mit einem lange zurückliegenden „Säfteverlust“ begannen. Es bestehen extreme Sensibilität und eine starke Reizbarkeit, oft auch eine übergroße Verschlossenheit. Die Patienten neigen dazu, in der Nacht Luftschlösser zu bauen, sie stellen sich große Heldentaten und andere Phantastereien vor, was ihnen am nächsten

Zeichenerklärung: ↘ = schlechter durch, ↗ = besser durch

Tag unangenehm ist. Manchmal besteht auch das Gefühl, von anderen Menschen behindert und gequält zu werden.

Modalitäten

↘	- **Verlust von Körperflüssigkeiten** - Leichte **Berührung** - Geräusche - **Periodisch: jeden zweiten Tag** - Kälte, **Luftzug**, frische Luft, Wind - Herbst, Nebel - **Früchte**, Milch - Geistige Anstrengung
↗	- **Harter Druck** - Lösen der Kleidung

Ausgewählte Symptome

- Furcht vor Tieren, besonders vor Hunden
- Eigensinnig
- Empfindlich gegen Sinneseindrücke
- Tadelt andere
- Kopfschmerzen besser durch harten Druck
- Kopfhaut empfindlich gegen Berührung
- Kalter Schweiß um die Nase
- Nachtblindheit
- Bitterer Mundgeschmack
- Heißhunger nachts
- Starke Auftreibung des Bauches, nicht besser durch Aufstoßen oder Blähungsabgang
- Abdomen empfindlich gegen Kleiderdruck
- Gallenleiden verschiedenster Art, Kolik immer zur gleichen Stunde
- Verlangen nach Süßem
- Asthma bei feuchtem Wetter
- Haut empfindlich oder schmerzhaft bei Fieber
- Periodische Verschlechterung jeden zweiten Tag

Zeichenerklärung: ↘ = schlechter durch, ↗ = besser durch

Cuprum metallicum

Kupfer

Engramm

- ✓ Krämpfe, Spasmen, Koliken
- ✓ Gurgelndes Geräusch beim Trinken
- ✓ Husten, besser durch kalte Getränke
- ✓ Neurologische Beschwerden nach unterdrückten Hausausschlägen

Allgemeines

Cuprum metallicum wird vor allem zur Behandlung akuter Krankheiten von Kindern verwendet. Es wirkt besonders auf Nerven, Verdauungstrakt und Muskulatur. Meistens führt die „Krampfartigkeit" der körperlichen Beschwerden zur Verordnung.

In akuten Krankheiten bestehen krampfartige Beschwerden, z.B. krampfartiger Husten oder Wadenkrämpfe, vor allem aber gastrointestinale Koliken wie bei den so genannten Dreimonatskoliken von Säuglingen.
Das Kind trinkt hastig und gierig, manchmal hört man das Getrunkene die Speiseröhre hinuntergluckern. Dann schreit das Kind plötzlich, beugt und streckt die Beine abwechselnd oder zieht sie krampfartig an den Bauch heran, es kann sich ganz steif machen.
Die Beschwerden bessern sich manchmal durch Liegen auf dem Bauch.

In chronischen Fällen kann Cuprum zur Behandlung von Anfallsleiden indiziert sein. Eine extreme Verschlossenheit kann ebenso imponieren wie anfallsweise Aggressivität. Es hat den Anschein, als ob Geist und Gefühle vollständig verkrampft seien.

Zeichenerklärung: ↘ = schlechter durch, ↗ = besser durch

Modalitäten

⤵
- **Heißes Wetter**
- **Unterdrückte Hautausschläge**
- Emotionen: Ärger
- **Berührung**
- Schlafmangel
- Heben der Arme
- Geistige Überanstrengung

⤴
- **Kalte Getränke**

Ausgewählte Symptome

- Drang, den Leuten ins Gesicht zu spucken
- Schreien vor den Konvulsionen
- Stottern
- Schiefhals, nach rechts gezogen
- Gurgeln beim Trinken (in der Speiseröhre)
- Kalttrinken bessert Erbrechen, bessert Husten
- Konvulsionen mit eingeschlagenem Daumen, mit bläulichem Gesicht
- Konvulsionen beginnen in den Fingern und Zehen
- Krampfartige Muskelschmerzen

Zeichenerklärung: ⤵ = schlechter durch, ⤴ = besser durch

Drosera

Drosera rotundifolia, Rundblättriger Sonnentau

Engramm

- ✓ Husten krampfartig nach dem Hinlegen, nach Mitternacht
- ✓ Muss die Brust beim Husten mit den Händen halten
- ✓ Husten führt zu Würgen oder Erbrechen
- ✓ Husten schlechter durch Sprechen und Trinken

Allgemeines

Drosera ist ein Arzneimittel, das beinahe ausschließlich bei akuten Atemwegsinfekten von Kindern verordnet wird. Es wirkt bevorzugt auf die Atemwege und den Kehlkopf. Seine charakteristischen Symptome machen es zu einem bewährten Hustenmittel, besonders wenn der Husten keuchhustenartig ist.

Der akute Husten ist gekennzeichnet durch schnell aufeinanderfolgende Anfälle, der Kranke bekommt kaum Luft zwischendurch oder wird zyanotisch. Der Husten scheint aus dem Bauch zu kommen, er ist tief bellend, oft endet er mit Würgen oder Erbrechen. Manchmal gehen auch Nasenbluten oder kalter Schweiß mit dem Husten einher. Der Husten tritt nach Mitternacht bzw. nach 2:00 Uhr auf, oder sobald der Kopf das Kissen berührt. Die Brust schmerzt so sehr, dass sie mit beiden Händen gehalten werden muss.

Zeichenerklärung: ↘ = schlechter durch, ↗ = besser durch

Modalitäten

↘	- **Nach Mitternacht** - **Beim Hinlegen ins Bett** - Wärme - **Sprechen** - Kalte Speisen - Lachen - Nach Masern - Saure Sachen
↗	- Druck

Ausgewählte Symptome

- Geschwätzigkeit nach einem Hustenanfall
- Leicht gereizt
- Heisere, tonlose Stimme. Bassstimme
- Gefühl wie von einer Feder oder von einem Brotkrümel im Hals
- Eine Gesichtshälfte ist heiß, die andere kalt
- Keuchhusten mit Zusammenschnürung der Brust, muß sie mit Händen halten; schlechter nach Mitternacht
- Qualvoller Husten bei Kindern, tagsüber gar nicht, aber sobald der Kopf das Kissen berührt
- Husten besser durch Halten der Magengrube
- Husten zusammen mit wässrigem Erbrechen und Nasenbluten
- Schreibkrampf
- Alle Glieder fühlen sich wie gelähmt an
- Das Bett fühlt sich zu hart an
- Schmerzen in den langen Röhrenknochen

Zeichenerklärung: ↘ = schlechter durch, ↗ = besser durch

Gelsemium

Gelsemium sempervirens, Wilder Jasmin

Engramm

- ✓ Schmerzen, Schwere, Schwäche, Schläfrigkeit
- ✓ Schwäche bis zur Lähmung
- ✓ Zittern
- ✓ Lampenfieber
- ✓ Durstlos
- ✓ Besser durch reichliches Urinieren

Allgemeines

Gelsemium wird zumeist in akuten Fällen verordnet. Es wirkt bevorzugt auf die Muskeln und das motorische Nervensystem. Oft führt die auslösende Situation zur Verordnung.

In akuten Fällen ist der Kranke äußerst geschwächt. Die Muskeln versagen ihren Dienst, stattdessen zittern sie, vor allem an den Beinen.
Grippale Infekte mit mäßigem Fieber, großer Schwäche und dem charakteristischen Zittern sowie mit Gliederschmerzen während des Frostes. Die Symptome werden besser durch reichliches, wässriges Urinieren.

Ein großes Arzneimittel für Lampenfieber. Diarrhoe vor Prüfungen mit Zittern, Schwäche und häufigem Harndrang. Der Prüfling ist wie gelähmt durch Angst. Beschwerden durch schlechte Nachrichten, Überraschungen etc.

In chronischen Fällen besteht die Schwäche auf allen Ebenen, auf der emotionalen bis hin zur Feigheit und der Unfähigkeit, alltägliche Herausforderungen anzugehen. Der Kranke fühlt sich dem Alltag nicht mehr gewachsen.
Geistig bestehen Dumpfheit, Vergesslichkeit, Unfähigkeit zur und Abneigung gegen geistige Arbeit.

Kinder sind ängstlich und schreckhaft, sie fürchten, bei jeder passiven Bewegung zu fallen. Zittern bei Erregung und schreckliche Furcht, z.B. vor dem Arztbesuch.

Zeichenerklärung: ↘ = schlechter durch, ↗ = besser durch

Modalitäten

↘	- **Gefühle: Furcht, Schock, Prüfungen**, Überraschungen, schlechte Nachrichten etc. - Wetter: **Frühling**, Sommerhitze, **Schwüle**, Föhn, feuchte Wärme - Zahnung - Tabak - 10:00 Uhr
↗	- **Reichliches Urinieren** - **Alkohol** - **Schwitzen**

Ausgewählte Symptome

- Schüchtern, reserviert
- Furcht, das Herz könne aufhören zu schlagen, wenn er nicht ständig in Bewegung bleibt
- Furcht, die Selbstkontrolle zu verlieren
- Möchte still sein, seine Ruhe haben
- Das Kind klammert sich an der Mutter fest aus Furcht zu fallen
- Kopfschmerz vom Hinterkopf zur Stirn erstreckend, besser durch Urinieren
- Schweregefühl im Kopf
- Taubheit und Schwere der Zunge
- Schwere Augenlider, kann die Augen kaum offen halten
- Gesicht gerötet, heiß, wie berauscht aussehend
- Durstlos
- Diarrhoe durch Schreck, Lampenfieber, schlechte Nachrichten etc.
- Frost und Kälte laufen den Rücken rauf und runter
- Schwere und Zittern der Extremitäten, besonders der Beine
- Verbleibende Schwäche nach überstandenen Virusinfektionen
- Grippaler Infekt mit mäßigem Fieber, Rückfall am 5. Tag

Zeichenerklärung: ↘ = schlechter durch, ↗ = besser durch

Hepar sulfuris

Hepar sulfuris calcareum, Kalk-Schwefelleber Hahnemanns

Engramm

- ✓ Überempfindlich gegen Kälte, Schmerz, Berührung, Ärgernisse
- ✓ Kälte verschlechtert, sogar das geringste Abdecken im Bett
- ✓ Profuse, übel riechende Absonderungen: Eiter, Schleim, Schweiß
- ✓ Stechende, splitterartige Schmerzen

Allgemeines

Hepar sulfuris ist ein überwiegend in akuten Fällen verwendetes Arzneimittel, das besonders auf Nervensystem, Haut, Bindegewebe und Atmungsorgane wirkt.

Bei akuten Krankheiten steht die Überempfindlichkeit gegenüber äußeren Einflüssen im Vordergrund, besonders gegenüber Schmerzen, Kälte und Berührung, aber auch gegenüber Licht oder Lärm. Der Kranke ist so überempfindlich, dass er niesen oder husten muss, sobald er sich im Bett nur etwas aufdeckt. Starke, stechende Schmerzen wie von einem Splitter.
Oft kommt es zu reichlichen und übel riechenden Absonderungen. Reichlich Schleim aus den Atemwegen oder dem Nasen-Rachenraum.
Ein bewährtes Arzneimittel bei Eiterungen: Schon kleine Wunden eitern und sind sehr berührungsempfindlich. Es sticht und pocht in den betroffenen Teilen.
Bei alledem ist der Kranke auch emotional überempfindlich, schnell beleidigt und sehr reizbar. Er neigt zu heftigen Zornausbrüchen.

In chronischen Fällen herrscht die Überempfindlichkeit auf der emotionalen Ebene vor. Patienten, denen nichts recht zu machen ist, sie sind schnell beleidigt, sehr impulsiv. Schon Kleinigkeiten regen sie zu größter Heftigkeit auf. Während der Wutausbrüche könnten sie sogar jemanden umbringen.

Kinder neigen zu Eiterungen und einer großen Schleimproduktion: Ohrentzündung mit grünlichem Ausfluss, eitrige Mandelentzündungen, Akne, Hauteiterungen usw. Ihr Schweiß scheint sauer zu riechen.

Zeichenerklärung: ↘ = schlechter durch, ↗ = besser durch

Modalitäten

⤵	- (Trockene) **Kälte: Luft, Wetter, Zugluft, Wind, wenn einzelne Körperteile kalt werden** - **Geringfügige Einflüsse: Berührung, Aufdecken**, Lärm, Anstrengung - **Liegen auf der schmerzhaften Seite** - Nachts - Splitterverletzungen
⤴	- (Feuchte) **Hitze: warme Bedeckungen, Einhüllen des Kopfes** - Feuchtigkeit, **feuchtes Wetter**

Ausgewählte Symptome

- Reizbarkeit, Zornausbrüche wegen Kleinigkeiten, kritisch, ungeduldig, schimpfend, mit allem unzufrieden
- Hastig, heftig
- Ohren empfindlich gegen Wind oder frische Luft, warmes Einhüllen des Kopfes bessert
- Rachenentzündung mit stechenden, splitterartigen Schmerzen beim Schlucken, die sich beim Gähnen oder Drehen des Kopfes zum Ohr erstrecken
- Lockerer Husten (vor allem morgens) mit viel Rasseln auf der Brust
- Verlangen nach Fett, Saurem (vor allem Essig)
- Verstopfung, selbst weicher Stuhl geht schwer ab
- Urin geht langsam ab, tropft senkrecht herunter
- Furunkel, Abszesse, Nagelbettentzündungen. Jede noch so kleine Wunde eitert
- Leichtes Schwitzen
- Hautausschläge in den Gelenkbeugen
- Träume von Feuer
- Alle Absonderungen riechen nach altem Käse

Ignatia

Ignatia amara, Ignatiusbohne

Engramm

- ✓ Beschwerden durch Kummer, enttäuschte Liebe etc.
- ✓ Trost und Mitgefühl verschlechtern
- ✓ Unberechenbare, widersprüchliche, paradoxe Stimmungen und körperliche Beschwerden in raschem Wechsel
- ✓ Krampfartige Beschwerden, hysterische Züge
- ✓ Seufzen
- ✓ Kloßgefühl, besonders im Hals

Allgemeines

Ignatia wird häufig als „Kummermittel“ eingesetzt, sowohl in akuten als auch in chronischen Fällen, bevorzugt bei Frauen. Es wirkt vor allem auf Gemüt und Nervensystem.

Akute Krankheiten entstehen durch Kummer jedweder Art, besonders aber durch Liebeskummer. Der Patient leidet still vor sich hin, er zeigt seinen Kummer nicht, sondern neigt dazu, die Situation zu beschönigen. Häufiges Seufzen deutet jedoch auf die verborgenen Gefühle hin. Trost macht alles nur noch schlimmer. Irgendwann kann der Kranke nicht mehr und bricht zusammen. Es kommt zu „Szenen“ mit hysterischem Einschlag, zu wechselnden und widersprüchlichen Launen.
Körperlich bestehen krampfartige, widersprüchliche und unerwartete Beschwerden: Krampfartiges Weinen, krampfartiger Husten; leichte Speisen werden erbrochen, aber schwere gut vertragen etc.

In chronischen Fällen ist oft die oben beschriebene Kummersituation in der Vorgeschichte zu eruieren. Es handelt sich um außerordentlich empfindsame, romantische und idealistische Menschen mit leicht verletzbaren Gefühlen. Eine seelische Erschütterung, z.B. durch eine enttäuschte Liebe oder den Tod eines geliebten Menschen, führt zu stillem Kummer. Es können auch Verbitterung und grobe Abwehrreaktionen als Schutz vor neuerlichen Verletzungen im Vordergrund stehen.

Kinder verhalten sich gewissenhaft, sie sind anspruchsvoll und vertragen keinen Widerspruch. Sie sind schnell traurig, schwer zu trösten, sentimental und neigen ebenfalls zu stillem Kummer mit hysterischen Ausbrüchen.

Modalitäten

↘	- **Emotionen: Kummer, Kränkung, Sorgen, Furcht,** Schock, Tod eines geliebten Menschen - **Kaffee** - **Berührung** - Frische, kalte Luft - Trost und Mitgefühl - Tabak: Rauch, verqualmte Räume - Periodisch: täglich zur selben Stunde, alle zwei Wochen etc.
↗	- **Lagewechsel** - **Liegen auf der betroffenen Seite** - Urinieren - Alleinsein - Druck - Beim Essen - Reisen

Ausgewählte Symptome

- Leicht verletzt, leicht beleidigt
- Abneigung gegen Trost. Trost und Mitgefühl verschlechtern
- Kann nicht weinen, obwohl traurig; seufzt stattdessen unwillkürlich
- Abwechselnde, schwankende, labile Stimmungen
- Hysterische Züge
- Kapriziös, überempfindlich
- Furcht vor Vögeln
- Grob, misstrauisch, ablehnend
- Häufiges Zusammenfahren, häufiges Aufschrecken

Zeichenerklärung: ↘ = schlechter durch, ↗ = besser durch

- Tics, Zuckungen, Krämpfe durch Kummer
- Kopfweh, als ob ein Nagel von Innen nach Außen getrieben würde, besser durch Liegen auf der betroffenen Seite
- Beißt sich leicht in die Wangen oder Zunge
- Schweiß im Gesicht beim Essen
- Kloßgefühl im Hals beim Nicht-Schlucken, kehrt nach dem Schlucken wieder
- Schlucken fester Speisen geht besser als Schlucken von Flüssigkeiten oder Leerschlucken
- Abneigung gegen Obst, Verlangen nach Käse
- Starke Abneigung gegen Tabak und Tabakrauch
- Schwächegefühl in der Magengegend
- Seufzen, Verlangen nach tiefen Atemzügen
- Husten scheint immer mehr Husten hervorzurufen
- Durst nur während des Frostes
- Schmerzen an kleinen Stellen
- Gefühl von Leere, von innerlichem Pflock, von Zusammenschnüren

Zeichenerklärung: ↘ = schlechter durch, ↗ = besser durch

Kalium bichromicum

Kaliumdichromat

Engramm

- ✓ Klebrige, zähe, fadenziehende Absonderungen
- ✓ Schmerzen an kleinen Stellen
- ✓ Abwechselnde Beschwerden, wandernde Schmerzen
- ✓ Schlechter durch Kälte

Allgemeines

Kalium bichromicum wird zumeist bei akuten Krankheiten von Erwachsenen verschrieben. Es wirkt vor allem auf die Schleimhäute im Nasen- und Nasennebenhöhlenbereich, auf die Atemwegsorgane und den Magen-Darm-Trakt.

Bei akuten Krankheiten fallen meistens die zähen, fadenziehenden, klebrigen, gelb-grünlichen Absonderungen in großer Menge auf, oft bei akuten Nasennebenhöhlenentzündungen, wobei das Fieber nur selten hoch ist. Es können auch klumpige Pfropfen und Krusten vorkommen, die nach dem Ablösen bluten. Dabei besteht ein Druckgefühl an der Nasenwurzel.
Typischerweise schmerzt es nur an kleinen Stellen, die mit der Fingerkuppe gezeigt werden können. Die Schmerzen können rasch von einer Stelle zur anderen wandern, häufig wechseln die Beschwerden auch insgesamt untereinander ab, z.B. Magen- und Lungenbeschwerden oder Nasennebenhöhlenentzündungen mit rheumatischen Symptomen.

In chronischen Fällen bestehen körperlich die beschriebenen abwechselnden Beschwerden und häufig wiederkehrende Nasennebenhöhlenentzündungen.
Der Patient ist eher konservativ-rigide, engstirnig und klebt geradezu an festgefahrenen Strukturen. Er ist oft über die Maßen familienorientiert, manchmal gibt es kaum andere soziale Kontakte.

Zeichenerklärung: ↘ = schlechter durch, ↗ = besser durch

Modalitäten

↓
- **Kälte: Feuchtigkeit**, frische Luft, Frühling, **Auskleiden**
- **Morgens**: nach Schlaf, **2:00–3:00 Uhr**
- Herausstrecken der Zunge
- **Heißes Wetter**, Sommer
- **Bier**, Alkohol
- Unterdrückte Katarrhe
- Bücken

↑
- Bewegung
- Druck

Ausgewählte Symptome

- Faulheit. Abneigung gegen körperliche und geistige Arbeit
- Kopfschmerzen an kleiner Stelle
- Brennen, Schmerz, Schwere, Völlegefühl der Nasenwurzel
- Beschwerden an der Wurzel von Nase, Zunge, Penis
- Neigung, sich andauernd die Nase zu schnäuzen
- Trockene Nase, muss schnäuzen, aber ohne Absonderung
- Gefühl eines Haares auf der Zunge, in den Nasenlöchern
- Räuspert käsige Klümpchen herauf
- Kältegefühl in der Herzgegend
- Abwechselnd Magen- und Gliederschmerzen; abwechselnd Gesichts- und Gliederschmerzen; ständiger Symptomenwechsel
- Verlangen nach Bier
- Fadenziehender Weißfluss
- Ulzera, die wie ausgestanzt aussehen
- Die Schmerzen erscheinen und vergehen plötzlich

Kalium carbonicum

Kaliumcarbonat, Pottasche

Engramm

- ✓ Stechende Schmerzen
- ✓ Schlechter um 3:00 Uhr (2:00–4:00 Uhr) morgens
- ✓ Schlechter durch geringsten Luftzug, durch Kälte
- ✓ Schwellung der Augenlider
- ✓ Schwäche, Schweiß, Rückenschmerzen
- ✓ Übertriebenes Pflichtbewusstsein
- ✓ Schreckhaft, kitzelig, Zusammenfahren bei Berührung

Allgemeines

Kalium carbonicum wird überwiegend bei Erwachsenen eingesetzt. Es wirkt vor allem auf Atmungsorgane und Lumbalregion.

Bei akuten Krankheiten herrschen stechende Schmerzen vor, vor allem im Bereich von Brust oder Rücken, die sich manchmal durch Bewegung bessern. Die Beschwerden verschlimmern sich zwischen 2:00 und 4:00 Uhr morgens.
Atemwegsbeschwerden, wie Asthma oder Husten, werden besser durch Aufrechtsitzen oder durch Sitzen mit den Ellenbogen auf den Knien. Rückenschmerzen strahlen in Oberschenkel und Gesäß aus; sie werden schlechter durch Liegen auf der schmerzhaften Seite.
Oft imponieren eine große Berührungsempfindlichkeit, besonders an den Fußsohlen, sowie eine Schreckhaftigkeit.
Daneben besteht eine Schwellung im Bereich der Augenlider, typischerweise säckchenartig im Bereich der Oberlider am inneren Winkel.

In chronischen Fällen stehen meistens körperliche Beschwerden im Vordergrund. Die Patienten erscheinen übertrieben pflichtbewusst, ordnungsliebend und konservativ. Beinahe schon zwanghaft halten sie sich an vorgegebene Regeln und Strukturen. Sie sind sehr vernunftbetont, Emotionen werden stark kontrolliert.

Zeichenerklärung: ↘ = schlechter durch, ↗ = besser durch

Oft gibt es Ängste, z.B. vor drohender Krankheit oder dem Alleinsein. Die Angst wird in der Magengegend verspürt.

Modalitäten

↘	- **Kälte: Luft,** Luftzug, Wasser, nach Überhitzung und Anstrengung - **3:00 Uhr, 2:00–4:00 Uhr morgens** - **Winter** - Vor der Menses - **Liegen auf der schmerzhaften** oder auf der linken Seite - Nach Entbindung oder Fehlgeburt - Nach Koitus
↗	- Wärme - Sitzen mit dem Ellenbogen auf den Knien - Frische Luft

Ausgewählte Symptome

- ▶ Dogmatisch, mag keinerlei Veränderung
- ▶ Leichtes Auffahren durch Geräusche, durch und wie durch Schreck
- ▶ Abneigung gegen Berührung
- ▶ Trockene Haare, trockene Haut
- ▶ Ausfallen der Augenbrauen
- ▶ Verlangen nach Süßem
- ▶ Husten 2:00–4:00 Uhr morgens, besser durch Aufrechtsitzen
- ▶ Auswurf fliegt beim Husten mit Gewalt aus dem Mund
- ▶ Besonders rechtsseitige Ischialgien, die gegen 3:00 Uhr morgens aus dem Bett treiben; besser durch Druck
- ▶ Wacht auf nach vier Stunden Schlaf; zwischen 2:00 und 4:00 Uhr morgens
- ▶ Auffahren im Schlaf
- ▶ Schweiß, Rückenschmerzen und Schwäche

Zeichenerklärung: ↘ = schlechter durch, ↗ = besser durch

Lachesis

Lachesis muta, Buschmeisterschlange

Engramm

- ✓ Schlechter durch Hitze
- ✓ Schlechter durch leichte Berührung, besonders am Hals
- ✓ Linke Seite, von links nach rechts
- ✓ Schläft sich in die Verschlechterung hinein, schlechter nach dem Schlaf
- ✓ Geschwätzigkeit, Eifersucht
- ✓ Überstimulation, die einen Ausweg sucht

Allgemeines

Lachesis wirkt auf Geist und Gemüt ebenso wie auf den gesamten Körper, insbesondere auf Kreislauf, Herz, Atmungsorgane und den Hals. Meistens sind es die typischen Modalitäten in Verbindung mit einigen eindrucksvollen Symptomen, die zu seiner Anwendung führen.

In akuten Fällen ist Lachesis indiziert, wenn die Beschwerden linksseitig oder von links nach rechts gewandert sind. Hitze und leichte Berührung verschlimmern, besonders am Hals und um die Taille herum. Der Kranke schläft sich charakteristischerweise in eine Verschlechterung hinein, alles wird schlimmer nach dem Schlaf, selbst nach einem kurzen.
Die Beschwerden können durch Eifersucht oder anderen Kummer ausgelöst werden.

In chronischen Fällen handelt es sich um intensiv lebende, leidenschaftliche Patienten von schneller Auffassungsgabe. Sie sind oft scharfzüngig und sarkastisch. Neben der ungeheuren Geschwätzigkeit, die andere kaum zu Wort kommen lässt, imponiert eine ausgeprägte Eifersucht bis hin zum Eifersuchtswahn. Die Patienten scheinen unter einem enormen Druck zu stehen, der sich ein Ventil sucht. Eine treffende Kurzbeschreibung von Georgos Vithoulkas ist daher auch: Überstimulation, die einen Ausweg sucht.

Zeichenerklärung: ↘ = schlechter durch, ↗ = besser durch

Kinder haben eine exzessive Energie und häufig Verhaltensprobleme, oft nach der Geburt eines weiteren Kindes in der Familie (Eifersucht). Sie verhalten sich besitzergreifend gegenüber Freunden und Familienangehörigen. Sie können verbal sehr verletzend sein und den Finger tief in die verwundbaren Stellen anderer legen, die sie mit untrüglicher Sicherheit erspüren.
Sie vertragen keinerlei Einengung und keinerlei Autorität.

Modalitäten

↘	- **Nach dem Schlaf** - **Morgens** - **Hitze: Frühling, Sommer, Zimmer, Getränke** - **Leerschlucken** - **Geringer Druck: Kleidung**, vor allem am **Hals** und um die **Taille** - **Unterdrückte Absonderungen** - **Klimakterium**, am Ende der Menstruation - **Alkohol**
↗	- **Frische Luft** - **Frei fließende Sekretionen** - **Kalte Getränke** - Starker Druck

Ausgewählte Symptome

- Misstrauisch, neidisch
- Hass, Sarkasmus, Rachsucht
- Furcht vor Schlangen
- Auffallende Religiosität bei Kindern
- Kopfschmerzen durch Aufenthalt in der Sonne, nach dem Schlaf
- Zunge zittert beim Herausstrecken
- Kloßgefühl im Hals, dauernde Neigung zu Schlucken, Kloß kommt nach dem Schlucken wieder
- Halsschmerzen morgens, beim Erwachen, beim Leerschlucken, bei Wärme, sehr empfindlich gegen Berührung; Kalttrinken bessert

Zeichenerklärung: ↘ = schlechter durch, ↗ = besser durch

- Prämenstruelles Syndrom mit Reizbarkeit, Eifersucht, Traurigkeit, Kopfschmerzen, Hitzewallungen
- Asthma infolge von Eifersucht
- Atemnot und Erstickungsgefühl beim Einschlafen, springt hoch und reißt ein Fenster auf
- Pulsieren von kleinen Hämmern im Anus beim Sitzen
- Rechtsseitige Ischialgie
- Schläft auf der rechten Seite, kann nicht auf der linken Seite liegen
- Gefühl von einem Knoten, einem Kloß, einem Ball oder einer inneren Kugel in verschiedenen Körperteilen
- Bläuliche, livide Erscheinung der Haut, ins Schwarze übergehend, z.B. auch in der Umgebung von Furunkeln, Ulzera etc., mit starker Berührungsempfindlichkeit

Lycopodium

Lycopodium clavatum, Bärlappsporen

Engramm

- ✓ Rechte Seite, von rechts nach links
- ✓ Schlechter 16:00–20:00 Uhr, morgens beim Erwachen
- ✓ Aufgebläht, körperlich und psychisch
- ✓ Überkompensation nach Außen: Mangelndes Selbstvertrauen, diktatorisch
- ✓ Theoretisieren
- ✓ Verlangen nach Süßem

Allgemeines

Lycopodium zählt zu den fünf am häufigsten verordneten Arzneien. Es wirkt vor allem auf Verdauungstrakt und Genitalorgane.

In akuten Fällen ist häufig die Seitenbeziehung wegweisend: Die Beschwerden beginnen rechts und wandern von rechts nach links. Besonders oft ist dies bei Halsbeschwerden anzutreffen, die durch warme Getränke gebessert, durch kalte verschlechtert werden. Rechtsseitige Mittelohrentzündungen und fieberhafte Infekte mit saurem Erbrechen treten auf.
Der Kranke ist reizbar, besonders morgens beim Erwachen, er verlangt nach Süßem, und es geht ihm zwischen 16:00 und 20:00 Uhr deutlich schlechter.

In chronischen Fällen leiden die überwiegend männlichen Patienten unter mangelndem Selbstvertrauen. Sie können schüchtern, zurückgezogen und voller Ängste sein: Angst vor allem vor Menschen; Angst vor Neuem; Angst, Verantwortung zu übernehmen; Angst in der Öffentlichkeit etc. Häufig wird das mangelnde Selbstvertrauen nach Außen hin überkompensiert: Der Patient prahlt und gibt an, er ist wichtigtuerisch und „aufgebläht". Er kann Untergebenen gegenüber diktatorisch auftreten, Vorgesetzten gegenüber ist er hingegen freundlich und zuvorkommend.
Häufig bestehen starke Blähungen, das Abdomen ist ganz aufgetrieben, Kleiderdruck wird nicht vertragen.

Zeichenerklärung: ↘ = schlechter durch, ↗ = besser durch

Impotenz, besonders in festen und dauerhaften Beziehungen.

Kinder sind von lebhaftem Intellekt und schwacher Muskelkraft. Sie wirken altklug und besserwisserisch. Oft sind sie schüchtern und vorsichtig, besonders in der Schule benehmen sie sich gut; zu Hause kommandieren sie jedoch Eltern und kleinere Geschwister herum (daheim ein „Bär“, auswärts ein „Lapp“).

Modalitäten

↘
- **Rechte Seite, von rechts nach links**
- Von oben nach unten
- 16:00–20:00 Uhr
- **Kleiderdruck**
- **Wärme**, aber warme Speisen und Getränke bessern
- **Aufwachen**
- **Essen** bis zur Sättigung
- Kohl, Bohnen, Gemüse, blähende Speisen; Austern

↗
- **Warme Getränke**
- Kalte Anwendungen
- **Bewegung**
- **Aufstoßen**
- **Urinieren**

Ausgewählte Symptome

- Argwöhnisch, misstrauisch
- Diktatorisch, dogmatisch, despotisch, herrisch
- Abneigung gegen neue Unternehmungen
- Ständige Angst, unter der Belastung zusammenzubrechen
- Lampenfieber
- Fehler beim Buchstabieren; Fehler beim Schreiben, lässt Buchstaben aus; Fehler beim Sprechen, sagt Pflaumen statt Birnen
- Unfähig zu lesen, was er geschrieben hat
- Verträgt keinen Widerspruch; Zorn durch Widerspruch
- Beim Erwachen mürrisch, reizbar, zornig
- Ruhelos im Sitzen

Zeichenerklärung: ↘ = schlechter durch, ↗ = besser durch

- Schreien vor dem Urinieren
- Sentimental; weint, wenn man ihm dankt
- Neigung zum Stirnrunzeln; vertikale Falte zwischen den Augenbrauen
- Faltige Stirn bei Brustsymptomen
- Tics im Gesicht
- Früh ergraut, früh kahl
- Sieht älter aus, als er ist
- Nachtblindheit
- Verstopfte Nase bei Säuglingen; Schniefen bei Neugeborenen
- Verlangen nach Süßem
- Abneigung gegen kalte Getränke
- Abdomen: gebläht, lautes Rumpeln, besser durch Aufstoßen oder Flatus, schlechter durch Essen kleiner Mengen, schlechter durch Kleiderdruck
- Appetit nimmt während des Essens zu; wacht nachts auf, um zu essen
- Leicht gesättigt
- Der Stuhl ist zuerst hart, der Rest ist weich und dünn (wie ein Korken)
- Impotenz, besonders bei der eigenen Frau
- Rückenschmerzen, besser nach dem Urinieren
- Ischialgien, schlechter beim Liegen auf der schmerzhaften Seite
- Rissige Haut an den Fersen
- Ein Fuß ist heiß, der andere kalt
- Übelriechender Achsel- und Fußschweiß
- Rezidivierende Furunkel in den Achselhöhlen
- Schläft nur auf der rechten Seite
- Abmagerung der oberen Körperhälfte; Abmagerung erstreckt sich nach unten; vorgewölbtes Abdomen
- Saure Absonderungen: Mundgeschmack, Aufstoßen, Sodbrennen, Erbrechen, Schweiß, Speichel, Sputum, Stuhl

Zeichenerklärung: ↘ = schlechter durch, ↗ = besser durch

Mercurius solubilis Hahnemanni

Quecksilbergemisch

Engramm

- ✓ Überempfindlich gegen jeden Wetterwechsel, schlechter durch Hitze und Kälte, menschliches Thermometer
- ✓ Schlechter nachts
- ✓ Speichelfluss, besonders nachts
- ✓ Widerlicher Mundgeruch, Zunge belegt und mit Zahneindrücken
- ✓ Sehr viel klebriger Schweiß ohne Besserung dadurch
- ✓ Zittern von Zunge oder Händen, Zittern bei Erregung
- ✓ Inflexibel; ruhelos; heftiger (oft unterdrückter) Ärger
- ✓ Verlangen nach Brot und Butter

Allgemeines

Mercurius wirkt vor allem auf Schleimhäute, Drüsen und Lymphknoten. Es ist eine tief wirkende Arznei in akuten und chronischen Fällen. Oft wird es als Hauptmittel gegen das von Hahnemann so genannte syphilitische Miasma eingesetzt.

In akuten Fällen bestehen oft typische Symptome des Mundraumes: sehr viel Speichelfluss, besonders nachts; schwammiges und leicht blutendes Zahnfleisch; widerlicher Mundgeruch, der das ganze Zimmer füllt; zittrige und belegte Zunge mit Zahneindrücken an der Seite; metallischer Mundgeschmack; Aphthen. Diese Beschwerden können im Zusammenhang mit Mandelentzündungen oder Rachenentzündungen, aber auch bei anderen akuten Krankheiten auftreten.
Der Kranke schwitzt außerordentlich viel, wodurch er jedoch keine Erleichterung erfährt. Auch der Schweiß riecht übel und verstärkt sich nachts.
Bei Diarrhoe besteht typischerweise das Gefühl, nicht fertig werden zu können.
Viele äußere Umstände führen zu einer Verschlechterung, der Kranke verträgt nur eine bestimmte Bandbreite an Veränderungen.
In chronischen Fällen imponiert häufig ein zurückhaltendes, introvertiertes, ordnungsliebendes, konservativ-inflexibles Naturell. Es handelt sich um Men-

Zeichenerklärung: ↘ = schlechter durch, ↗ = besser durch

schen, die nicht unmittelbar reagieren, sondern ihre Gefühle stark unter Kontrolle halten. Häufig werden besonders Zorn und Ärger zurückgehalten: Wenn es zu lange in ihnen brodelt, kommt es zu heftigen Wutausbrüchen mit dem starken Impuls, andere zu schlagen oder sogar zu töten.
Zittern der Hände beim Schreiben oder Essen und Zittern der Zunge sind häufige Symptome.

Modalitäten

↘	- **Nachts** - **Schwitzen** - **Liegen auf der rechten Seite** - **Warmwerden** im **Bett** oder am Kamin - **Empfindlich gegen: Zugluft, Wetterwechsel, kaltes und feuchtes Wetter, Hitze und Kälte** - Nasse Füße
↗	- Moderate Temperaturen

Ausgewählte Symptome

- Eile, Ruhelosigkeit, Reizbarkeit
- Besteht auf der ungeteilten Aufmerksamkeit des Gesprächspartners
- Kinder, die alles anfassen müssen
- Viele Ängste
- Misstrauisch
- Stottern
- Reiben der Wange bessert Zahnschmerzen
- Mittelohrentzündung mit nächtlichen Ohrenschmerzen
- Lymphknotenschwellungen
- Husten beim Liegen auf der rechten Seite; zwei schnell aufeinander folgende Hustenstöße
- Der Schweiß färbt die Wäsche gelb
- Großer Durst auf kalte Getränke
- Schleimiger, blutiger, wundmachender Stuhl, manchmal grün
- Nächtliche Knochenschmerzen
- Die Haut ist immer feucht; Hauterkrankungen vielfältiger Art

Zeichenerklärung: ↘ = schlechter durch, ↗ = besser durch

Natrium carbonicum

Natriumcarbonat

Engramm

- ✓ Schlechter durch Sonne
- ✓ Schlechter durch Milch, Abneigung gegen Milch
- ✓ Abneigung gegen bestimmte Menschen
- ✓ Verschlimmerung durch geistige Anstrengung

Allgemeines

Natrium carbonicum wird meistens bei chronischen Krankheiten von Erwachsenen eingesetzt. Es wirkt besonders auf Geist und Gemüt sowie auf den Magen-Darm-Trakt.

In akuten Fällen kann Natrium carbonicum angezeigt sein, wenn es sich um die Folgen von zu starker Sonnenbestrahlung handelt, z.B. um einen Sonnenstich, oder um die Folgen eines Diätfehlers.

In chronischen Fällen ist Natrium carbonicum angezeigt bei sehr verfeinerten, empfindsamen, feinfühligen und verschlossenen Menschen, die – ohne recht zu wissen, warum – eine starke Abneigung gegen *bestimmte* Menschen oder Gruppen empfinden können. Auch eine Abneigung gegen *bestimmte* Gerüche, Geräusche oder Nahrungsmittel kann bestehen. Es ist, als ob der Patient irgendetwas Bestimmtes nicht assimilieren könnte.
Trotz großen Kummers und tiefer Traurigkeit erscheinen diese Menschen fröhlich. Sie sind unfähig, sich zu konzentrieren; geistige Anstrengung verursacht vielfältige körperliche Beschwerden. Häufig bestehen Abneigung oder Verschlechterung durch Milch sowie eine Unfähigkeit, Sonne zu ertragen.

Modalitäten

⤵
- **Hitze: Sonne**, heißes Wetter, Sommer
- **Luftzug**
- **Periodisch**: Winter
- **Geistige Anstrengung**
- Musik
- Diätfehler, Milch
- Gewitter

⤴
- Berührung
- Reiben
- Bohren mit dem Finger in Ohr oder Nase.
- Essen

Ausgewählte Symptome

- Verlangen zu Naschen
- Abneigung gegen Gesellschaft, jedoch Furcht vor Alleinsein
- Schwäche, Schwindel oder Kopfschmerzen durch Sonnenschein
- Kopfschmerz in der Stirn beim schnellen Drehen des Kopfes
- Überempfindlich gegen Papierrascheln
- Chronischer Nasenkatarrh mit dickem Schleim
- Schlechte Verdauung, saures Aufstoßen, starke Auftreibung
- (Chronische) Blasenentzündung mit Schmerzen am Ende des Urinierens
- Hitze der Handrücken
- Leichtes Umknicken der Sprunggelenke
- Bläschenartiger Hautauschlag mit schießenden Schmerzen
- Brennen der Haut durch Schweiß
- Schmerz verursacht Zittern, kalten Schweiß, Angst etc.

Zeichenerklärung: ⤵ = schlechter durch, ⤴ = besser durch

Natrium muriaticum

Natrium chloratum, Natriumchlorid, Kochsalz

Engramm

- ✓ Beschwerden durch Kummer oder enttäuschte Liebe, auch lange zurückliegend
- ✓ Stiller Kummer; Trost verschlechtert; besser beim Alleinsein
- ✓ Traurig, kann nicht weinen
- ✓ Verlangen nach Salz, Abneigung gegen Fett
- ✓ Schlechter durch Sonne und Hitze
- ✓ Schlechter um 10:00 Uhr
- ✓ Niednägel, Riss in der Mitte der Ober- oder Unterlippe, Lippenherpes

Allgemeines

Natrium muriaticum ist ein großes Arzneimittel. Es kann bei körperlichen Beschwerden aller Art indiziert sein, vor allem, wenn die typische emotionale Komponente vorhanden ist: Natrium muriaticum ist vermutlich das wichtigste „Kummermittel“ der Homöopathie.

Oft wiederkehrende Aphthen, Heuschnupfen, Hauterkrankungen, Lumbalgien, Migräne können akut Beschwerden bereiten. Sie sind charakterisiert durch eine übermäßige Trockenheit der Haut, der Schleimhäute, des Rektums, der Vagina etc. Absonderungen sind klar oder ähneln (flüssigem) Eiweiß. Oft werden die Beschwerden durch einen großen Kummer, z.B. eine enttäuschte Liebe, hervorgerufen. Die Kranken wollen mit ihren Sorgen alleine fertig werden; Trost verschlimmert nur.

Auch in chronischen Fällen liegt zumeist ein großer Kummer zugrunde, selbst wenn er lange Zeit zurückliegt. Oft ist es ein Kummer, der aus zwischenmenschlichen Beziehungen resultiert. Die Patienten sind sehr empfindsam, introvertiert, verfeinert und verletzlich. Sie reagieren auf Kummer, indem sie sich zurückziehen. Sie verschließen sich geradezu und kapseln sich ab, um nicht erneut verletzt zu werden. Die Patienten verweilen bei ihrem Kummer, sie kommen immer wieder darauf zurück und können demjenigen, der sie ent-

Zeichenerklärung: ↘ = schlechter durch, ↗ = besser durch

täuscht hat, nicht verzeihen. Verbitterung und Hassgefühle nehmen mehr und mehr zu.
Der Kummer wird nicht nach außen gezeigt. Die Patienten weinen allenfalls, wenn sie alleine sind. Alleinsein bessert, Trost und Mitgefühl verschlechtern. Häufig untertreibt der Patient seinen Kummer. Er lächelt z.B., um seine Tränen zu verbergen, oder er öffnet sich nach einem langen Gespräch erst, wenn er schon im Herausgehen ist. Dann kann es sogar zu hysterischen Weinkrämpfen kommen.

Kinder sind zu gut erzogen, zu ernsthaft, zu pünktlich. Sie sind sehr verletzlich, möchten ihren Kummer mit sich selber ausmachen und verabscheuen Trost. Sie lernen langsam laufen und sprechen. Sie leiden oft an Kopfschmerzen, Allergien oder Hauterkrankungen.

Modalitäten

↘

- **Periodisch**: 9:00–11:00 Uhr, **mit der Sonne**, nach der Menses, jeden zweiten Tag
- **Hitze**: **Sonne**, Sommer, Schwüle
- **Anstrengung**: der Augen, des Geistes
- Heftige Emotionen
- **Mitgefühl, Trost**
- **Pubertät**
- Seeluft (manchmal auch Besserung dadurch)

↗

- **Frische Luft**
- Kaltes Baden
- **Schwitzen**
- Ruhe
- Vor dem Frühstück
- Unregelmäßige Mahlzeiten
- Tiefes Atmen

Zeichenerklärung: ↘ = schlechter durch, ↗ = besser durch

Ausgewählte Symptome

- Unfähigkeit, in Anwesenheit Fremder zu urinieren
- Abneigung gegen Gesellschaft, selbst wenn die andere Person schweigt
- Leicht beleidigt; Hass
- Furcht vor Einbrechern
- Verweilt bei vergangenen, unangenehmen Ereignissen
- Zorn mit blassem, bläulichem Gesicht
- Traurig und reizbar vor den Menses
- Lachen über ernste Dinge
- Traurig, kann nicht weinen; hysterisches Weinen
- Kopfschmerzen verschiedenster Art, schlechter 10:00 (–15:00) Uhr, durch Licht, nach der Menstruation; Kopfschmerzen, die mit der Sonne zu- und abnehmen
- Kopfschmerzen bei Schulkindern
- Querfalte durch die Mitte des Oberlides, besonders bei Kindern
- Absonderungen eiweißartig, z.B. Nasensekret
- Taube Lippen, Nase, Finger, Zehen
- Beißt sich leicht in die Zunge
- Landkartenzunge
- Lippenherpes; Fieberbläschen
- Riss in der Mitte der Ober- oder Unterlippe; Risse in den Mundwinkeln
- Aphthen
- Heuschnupfen und Migräne; Heuschnupfen mit Ekzem und Kopfschmerzen
- Verlangen nach Salz und Saurem, nach eiskalten Getränken, nach bitteren Speisen und Getränken
- Abneigung gegen Fett und Schleimiges (z.B. flüssiges Eiweiß)
- Schmerzhafter Koitus durch Trockenheit der Vagina
- Dauerhafte Abneigung gegen Sex nach lange zurückliegendem Kummer
- Herzklopfen beim Liegen, abends im Bett, beim Einschlafen
- Ungeschickte Hände, Gegenstände werden fallengelassen
- Abmagerung der Zervikalregion

Zeichenerklärung: ↘ = schlechter durch, ↗ = besser durch

- Rückenschmerzen, besser durch Liegen auf harter Unterlage, besser durch harten Druck
- Gefühl, Muskeln und Sehnen seien zu kurz
- Rissige Haut um die Fingernägel herum
- Warzen auf den Handflächen
- Rissige Haut zwischen den Zehen, heftig juckend
- Weicher Stuhl geht schwer ab
- Schlaf auf der linken Seite
- Träume von Einbrechern
- Ekzem am Haaransatz, in den Gelenkbeugen, um die Augenbrauen
- Urtikaria bei Wärme und körperlichen Anstrengungen

Natrium sulfuricum

Wasserfreies Natriumsulfat, Glaubersalz

Engramm

- ✓ Schlechter durch Feuchtigkeit
- ✓ Beschwerden nach Kopfverletzungen
- ✓ Asthma in Kombination mit anderen Beschwerden
- ✓ Suizidale Impulse, muss sich zurückhalten

Allgemeines

Natrium sulfuricum wird meistens zur Behandlung chronischer Krankheiten verordnet, bei Erwachsenen häufiger als bei Kindern. Es wirkt bevorzugt auf Brust, Leber und Dickdarm.

In chronischen Fällen sind die Patienten häufig sehr verschlossen, sehr verantwortungsbewusst und eher pragmatisch orientiert. Dabei besteht eine große Empfindlichkeit, die Patienten weinen z.B. beim Hören von Musik. Es kann eine schwere Depression bis hin zu Suizidimpulsen bestehen. Typisch ist, dass der Patient sich zurückhalten muss, um nicht Selbstmord zu begehen, oft aus Verantwortungsgefühl seiner Familie gegenüber. Mitunter liegt den Beschwerden eine Kopfverletzung zugrunde, die auch schon länger zurückliegen kann. Nicht selten führt auch die Kombination von Asthma (das sich durch Feuchtigkeit verschlechtert) und Beschwerden des Dickdarms (Diarrhoe) oder Depression zur Verordnung.

Zeichenerklärung: ↘ = schlechter durch, ↗ = besser durch

Modalitäten

↘
- **Feuchtigkeit**: Wetter, **Nachtluft**, feuchte Keller, Regen
- **Liegen auf der linken Seite**
- **Kopfverletzungen**
- **Später Abend**
- Heben
- Berührung, Druck
- Wind
- Licht

↗
- Frische Luft
- Lagewechsel

Ausgewählte Symptome

- Gemütssymptome (z.B. Depression) infolge von Verletzung, Unfall
- Verwirrung oder Dumpfheit des Kopfes nach Kopfverletzungen
- Froh nach (lockerem) Stuhl
- Lebhafte Musik macht traurig
- Lichtscheu
- Zungenwurzel schmutzig, dick belegt
- Bitterer Mundgeschmack
- Verlangen nach Jogurt
- Diarrhoe morgens nach dem Aufstehen
- Heftiges Rumpeln und Gurgeln in den Därmen, gefolgt von plötzlich laut herausschießendem Stuhl, oft von lauten Blähungen begleitet
- Leber- und Gallenleiden
- Asthma, schlechter durch Feuchtigkeit, Anstrengung, Kummer, 4:00–5:00 Uhr
- Asthma bei Kindern
- Lockerer Husten mit Wundschmerz; hält die Brust beim Husten mit beiden Händen
- Schmerzen in der linken unteren Brust
- Neigung zu Warzen

Zeichenerklärung: ↘ = schlechter durch, ↗ = besser durch

Nitricum acidum

Salpetersäure

Engramm

- ✓ Ulzerationen, Fissuren und Ekzeme an den Körperöffnungen
- ✓ Stechende oder splitterartige Schmerzen
- ✓ Scharfe, übel riechende Absonderungen
- ✓ Besser durch Fahren im Wagen oder Zug
- ✓ Empfindlich, reizbar, halsstarrig, streit- und rachsüchtig
- ✓ Große Angst um die Gesundheit und vor dem Tod

Allgemeines

Nitricum acidum ist ein Arzneimittel, das überwiegend zur Behandlung chronischer Krankheiten von Erwachsenen eingesetzt wird. Es wirkt besonders auf die Grenzflächen zwischen Haut und Schleimhaut an den Körperöffnungen, vor allem auf Mund und After. Häufig (bei Kindern fast ausschließlich) sind es körperliche Charakteristika, die zur Verordnung führen, manchmal (besonders bei Erwachsenen) auch das eindrucksvolle Charakterbild.

In chronischen Fällen kommt es an den Übergängen von Haut und Schleimhaut zu hartnäckigen Ulzerationen, Fissuren oder Ekzemen, die leicht bluten und sehr schmerzhaft sind. Häufig sind Analfissuren, die noch Stunden nach dem Stuhlgang heftig schmerzen. Die Schmerzen werden typischerweise als stechend oder splitterartig empfunden. Die körperlichen Absonderungen sind ausgesprochen scharf und stinkend.
Das typische Charakterbild ist geprägt durch eine große Reizbarkeit, die besonders morgens nach dem Erwachen den Patienten und seine Umgebung quält. Im Laufe der Jahre wird der Patient immer empfindlicher und verdrießlicher. Oft ist er in langjährige Streitereien innerhalb der Familie oder der Nachbarschaft verwickelt. Selbst Entschuldigungen erweichen ihn nicht mehr. Er wird streit- und rachsüchtig mit einem bösartigen Zug, und er entwickelt eine nihilistisch-pessimistische Einstellung gegenüber dem Leben und anderen Menschen. Gleichzeitig besteht eine ausgeprägte Furcht vor schwerer Krankheit mit einer großen Angst vor dem Tod.

Zeichenerklärung: ↘ = schlechter durch, ↗ = besser durch

Modalitäten

↘
- **Geringfügige Ursachen: Berührung, Erschütterung, Lärm**
- **Kälte: kalte Luft, Feuchtigkeit**
- **Bewegung**
- **Nachts**
- Milch; nach dem Essen
- Wetterwechsel
- Bettwärme
- Geistige Anstrengung

↗
- **Fahren im Wagen**
- Reiten
- Mildes Wetter
- Beständiger Druck

Ausgewählte Symptome

- Furcht vor Krebs, AIDS, Antidotierung des Medikamentes
- Neigung zum Fluchen und Schwören
- Zittern durch Zorn
- Qualvolle Angst durch den Verlust eines Freundes
- Knacken der Kiefergelenke beim Kauen
- Halsschmerzen erstrecken sich beim Schlucken zum Ohr
- Schwerhörigkeit, besser beim Fahren im Wagen
- Selbst nach weichem Stuhl für Stunden Schmerzen im Rektum
- Verlangen nach Fett, Salzigem, Hering und Unverdaulichem
- Urin fühlt sich kalt an, riecht nach Pferdeharn
- Blutende, nässende Warzen
- Risse in den Gelenkbeugen und an den Fingern

Nux vomica

Strychnos nux vomica, Brechnuss, Krähenaugensamen

Engramm

- ✓ Fröstelig; schlechter durch trockene Kälte, besser durch Wärme
- ✓ Schlechter früh morgens
- ✓ Überempfindlich gegen Geräusche, Gerüche, Licht, Schmerzen, Kleiderdruck
- ✓ Große Reizbarkeit, Ärger mit heftigen Wutanfällen
- ✓ Beschwerden durch „zu gutes Leben“
- ✓ Magen-Darm-Beschwerden, oft krampfartig; erfolgloser Stuhldrang
- ✓ Ehrgeizig, ungeduldig, Workaholic

Allgemeines

Nux vomica wird sowohl in akuten als auch in chronischen Fällen sehr häufig verordnet. Die größte Wirkung übt es auf Geist und Gemüt sowie auf den Magen-Darm-Trakt und die Atmungsorgane aus.

Akute Krankheiten, die gut auf Nux vomica ansprechen, sind geprägt durch eine große Empfindlichkeit gegenüber äußeren Einflüssen. Kälte verschlechtert, besonders trockene Kälte. Ebenso verschlechtert jeder Luftzug, sogar der Luftzug beim Umdrehen unter der Bettdecke oder beim kurzen Aufdecken im Bett.
Auch auf alle möglichen anderen Reize reagiert der Kranke überempfindlich, er verträgt keinen Lärm, keine Gerüche, keinen Kleidungsdruck – alles stört ihn. Er ist außerordentlich reizbar, schon geringfügige Ärgernisse führen zu heftigen Wutanfällen. Häufig ist das Arzneimittel angezeigt, wenn die Beschwerden durch zuviel Essen, zuviel Alkohol („Kater“) oder zuviel andere Reizmittel (Kaffee, Drogen etc.) ausgelöst werden. Typisch für akute Beschwerden ist eine frühmorgendliche Verschlechterung.

In chronischen Fällen imponiert das charakteristische Persönlichkeitsprofil von Nux vomica, das geprägt ist durch Arbeitswut, Ehrgeiz, Reizbarkeit und impulsive Wutausbrüche. Der Patient ist übertrieben ehrgeizig, sein Leben wird be-

Zeichenerklärung: ↘ = schlechter durch, ↗ = besser durch

stimmt durch Leistungsstreben und Konkurrenzkampf. Große Reizbarkeit: Wenn etwas nicht nach seinen Vorstellungen verläuft, verliert der Patient rasch die Geduld. Er wird ärgerlich und bekommt heftige Zornausbrüche (oft mit rotem Gesicht), die vorübergehend Erleichterung verschaffen.
Der Patient ist sehr anspruchsvoll. Um den eigenen Ansprüchen zu genügen, greift er zu Stimulanzien, in der Regel zu Kaffee oder Alkohol, manchmal sogar zu illegalen Drogen. Nux vomica ist oft angezeigt, wenn Menschen, die sich überarbeitet haben, körperlich und geistig zusammenbrechen.

Kinder ähneln bereits dem typischen Erwachsenenbild. Sie sind reizbar, überempfindlich, leicht beleidigt und nachtragend. In der Schule möchten sie die Besten sein, leiden aber oft unter einer Rechenschwäche. Sie sind von Ehrgeiz zerfressen und furchtbar schlechte Verlierer. Wutausbrüche, wenn sie unterbrochen werden oder man ihnen widerspricht. Neigung, andere zu kritisieren.

Modalitäten

⤵
- **Früh morgens**
- **Kälte: kalte (trockene) Luft, Luftzug, Abdecken im Bett**
- **Ausschweifendes Leben**: **zuviel Kaffee**, **Alkohol**, Schlemmereien, Medikamente, Drogen, Reizmittel etc.
- **Sitzende Lebensweise**
- Überarbeitung, **geistige Anstrengung**, fehlende Ruhe, Schlafmangel
- **Geringfügige Belastungen: Ärger, Lärm, Gerüche,** Licht, Berührung, **Kleiderdruck** etc.
- Enttäuschter Ehrgeiz, verletztes Ehrgefühl

⤴
- **Frei fließende Absonderungen**
- **Einhüllen des Kopfes**
- **Feuchtes, warmes Wetter**
- Heiße Getränke, **Milch**
- Kurzer Schlaf
- Ungestört sein
- Abends
- Fester Druck

Zeichenerklärung: ⤵ = schlechter durch, ⤴ = besser durch

Ausgewählte Symptome

- Ordentlich, pingelig
- Wütend und ungeduldig, hält die Schmerzen nicht aus
- Streitsüchtig, bis zur Gewalttätigkeit
- Neigung zum Stirnrunzeln
- Kopfschmerzen morgens
- Schnupfen und Niesen morgens nach dem Aufwachen oder kurz nach dem Aufstehen
- Schnupfen, der tagsüber fließt, nachts und im Freien ist die Nase verstopft
- Raues Gefühl im Rachen, wie mit einem scharfen Werkzeug abgekratzt
- Halsschmerzen, Stiche erstrecken sich beim Schlucken bis ins Ohr
- Verlangen nach Scharfem, Fett, Alkohol, Kaffee, Tabak
- Magenschmerzen durch Ärger, schlechter durch enge Kleidung, besser durch Wärme
- Die Magenregion ist sehr druckempfindlich
- Gefühl von einem Stein im Magen, schlechter ein bis zwei Stunden nach dem Essen, muss die Kleidung lösen
- Möchte erbrechen, kann aber nicht; heftiges Würgen
- Kinder mit kolikartigen Schmerzen, überstrecken dabei den Rücken
- Hartnäckige Verstopfung mit häufigem, vergeblichem Pressen. Es geht jedes Mal nur eine kleine Menge Kot ab. Gefühl, als bliebe noch Stuhl zurück
- Harnwegsinfekt mit ständigem Harndrang, es gehen nur kleine Mengen Harn ab. Besser durch Wärme
- Menstruation zu stark, verfrüht, verlängert
- Ausgeprägtes sexuelles Verlangen
- Hält beim Husten den Kopf mit den Händen
- Asthma, schlechter morgens, schlechter um 3:00 oder 4:00 Uhr morgens
- Lumbalgie, schlechter nachts im Bett. Muss sich aufsetzen, um sich im Bett umdrehen zu können
- Muskelzuckungen, Krämpfe, Tics
- Schlaflosigkeit, wacht um 3:00 oder 4:00 Uhr morgens auf und kann dann schlecht wieder einschlafen, weil er an die Arbeit denken muss; morgens unausgeschlafen und reizbar
- Hohes Fieber, Gesicht und Körper brennen und sind heiß, kann sich dennoch nicht bewegen oder auch nur leicht entblößen, ohne zu frösteln

Zeichenerklärung: ↘ = schlechter durch, ↗ = besser durch

Opium

Aus Schlafmohn (Papaver somniferum) gewonnenes Opium

Engramm

- ✓ Beschwerden durch Schreck, den Anblick eines Unfalls, Tadel
- ✓ Klagt nicht, Schmerzlosigkeit gewöhnlich schmerzhafter Beschwerden
- ✓ Schläfrig, dumpf, Mangel an Reaktion auf allen Ebenen
- ✓ Verstopfung
- ✓ Schnarchen
- ✓ Hitzeempfindlich

Allgemeines

Opium wird hauptsächlich bei akuten Krankheiten verordnet. Es wirkt vor allem auf Gemüt, Sinne und Nerven sowie auf den Verdauungstrakt. Oft führt die auslösende Situation zu seiner Verordnung.

Akute Krankheiten entstehen als Folge eines heftigen Schrecks, z.B. durch den Anblick eines Unfalls. Die Furcht vor dem Schreck bleibt zurück. Der Kranke verhält sich oft auffallend ruhig und sagt, es fehle ihm nichts. Er ist benommen und schläfrig.

In chronischen Fällen können zwei gegenteilige Seiten für sich bestehen oder einander abwechseln: einerseits große Furcht, andererseits Verträumtheit und Euphorie; einerseits große Trägheit und Faulheit, andererseits große Aktivität; einerseits Unempfindlichkeit gegenüber äußeren Eindrücken und Schläfrigkeit, andererseits Schlaflosigkeit wegen noch so entfernter Geräusche. Häufig ist ein Schreck als Auslöser zu eruieren, gerade auch, wenn er länger zurückliegt.

Kinder sind sehr empfindlich gegenüber Tadel.

Modalitäten

↘	- **Gefühle: Furcht, Schreck**, Freude, Tadel, Schock - **Alkohol** - Unterdrückte Absonderungen - Gerüche - Hitze
↗	- Kälte - Ausziehen

Ausgewählte Symptome

- Glückselig, friedvoll, traumartige Zustände
- Furcht vor Extravaganz
- Sprache undeutlich, schwierig
- Beschwerden nach Kopfverletzungen
- Gesicht rot, gedunsen, dunkel, sieht aus wie betrunken
- Verstopfung ohne Drang; runde, schwarze, harte Kugeln
- Zurückschlüpfen des Stuhls
- Atmung langsam, schnarchend, aussetzend
- Schmerzlosigkeit normalerweise schmerzhafter Beschwerden
- Alle Beschwerden, die mit beträchtlicher Schläfrigkeit einhergehen

Zeichenerklärung: ↘ = schlechter durch, ↗ = besser durch

Phosphoricum acidum

Phosphorsäure

Engramm

- ✓ Schwäche, Apathie, Müdigkeit, Langsamkeit
- ✓ Beschwerden durch Kummer, wie gelähmt durch Kummer
- ✓ Beschwerden infolge abgeklungener akuter Krankheiten
- ✓ Verlangen nach Saftigem, Obst, Erfrischendem

Allgemeines

Phosphoricum acidum wird überwiegend in der Behandlung chronischer Krankheiten von Jugendlichen und Erwachsenen eingesetzt. Es wirkt besonders auf Geist und Gemüt und produziert einige typische körperliche Symptome.

In akuten Fällen kann Phosphoricum acidum bei profusen, schmerzlosen Diarrhoen angezeigt sein, die den Patienten paradoxerweise nicht schwächen, obwohl Schwäche ein allgemeines Charakteristikum des Mittels ist.

Chronische Fälle sind gekennzeichnet durch ausgeprägte Schwäche, Apathie und Langsamkeit. Vorweg geht meistens ein Kummer (z.B. eine enttäuschte Liebe), Heimweh oder Ärger, manchmal auch eine akute Krankheit wie das Pfeiffersche Drüsenfieber. Der Patient ist depressiv und möchte einfach nur daliegen, er erscheint fast wie gelähmt. Er antwortet langsam, vergisst viel und zeigt kein Interesse mehr an der Umgebung; er kapselt sich ab und möchte seine Ruhe haben. Es besteht ein großer Mangel an Initiative.
Körperlich kann es zu Haarausfall und verminderter Libido kommen. Charakteristisch ist das Verlangen nach saftigem Obst und erfrischenden Getränken.

Modalitäten

↘

- **Schwäche durch: Flüssigkeitsverlust, sexuelle Exzesse**, Fieber, Schweiß
- **Emotionen: Kummer**, Sorgen, Ärger, unglückliche Liebe, Heimweh
- **Zugluft**
- **Kälte**
- Musik
- Sprechen
- Beim Urinieren

↗

- **Wärme**
- Kurzer Schlaf
- Erfrischendes
- Stuhlgang

Ausgewählte Symptome

- Antwortet langsam, undeutlich
- Beim Lesen drängen sich Gedanken auf und schwirren durcheinander
- Gleichgültigkeit gegenüber Geschäften, seinem Leben, gegenüber dem, was ihn sonst am meisten interessiert
- Sorgt sich um nichts; verlangt nichts
- Haarausfall nach Kummer oder schweren Krankheiten
- Kopfschmerz am Hinterkopf durch Kummer
- Kopfschmerz bei Schülern, besonders wenn sie zu schnell wachsen
- Blaue Ringe um die Augen
- Diarrhoe nach Kummer
- Profuse, schmerzlose, dreckig-weiße, wässrige Diarrhoe, die wider Erwarten nicht schwächt
- Milchiger Urin
- Schwäche auf der Brust beim Sprechen
- Kitzelhusten beim Sprechen
- Wachstumsschmerzen, zu schnelles Wachstum
- Schmerzen am Periost (Knochenhaut), als ob daran geschabt würde
- Schwäche und Erschöpfung bei ungehinderter Sekretion
- Schwäche bei stillenden Frauen

Zeichenerklärung: ↘ = schlechter durch, ↗ = besser durch

Phosphorus

Gelber Phosphor

Engramm

- ✓ Viele Ängste und Befürchtungen
- ✓ Verlangen nach Gesellschaft und Mitgefühl
- ✓ Extrovertiert, mitfühlend, sehr empfindsam
- ✓ Neigung zu hellroten Blutungen
- ✓ Brennende Beschwerden
- ✓ Großer Durst auf große Mengen
- ✓ Verlangen nach Salz
- ✓ Besser durch Schlaf

Allgemeines

Phosphorus ist eines der bedeutendsten Arzneimittel in der Homöopathie. Es wirkt vor allem auf Atmungsorgane, Schleimhäute, Kreislauf und Nerven.

Akute Beschwerden sind brennend und oft im Atmungs- oder Magen-Darm-Trakt lokalisiert. Jede Erkältung schlägt nach einiger Zeit auf die Brust (Atemwegsentzündungen und Husten). Der Kranke hat großen Durst auf große Mengen. Es geht ihm besser nach dem Schlaf, selbst nach einem Nickerchen. Der Kranke ist schreckhaft und leidet unter den verschiedensten Ängsten und Befürchtungen. Er fühlt sich wohler in Gesellschaft und wenn er bemitleidet, getröstet und beruhigt wird.

In chronischen Fällen handelt es sich oft um offene, extrovertierte, lebhafte, sensible, mitfühlende Menschen von schneller Auffassungsgabe mit langsamen Bewegungen. Sie leiden unter großen Ängsten und Befürchtungen, z.B. um ihre Gesundheit oder dass irgendetwas Schlimmes geschehen könnte. Typisch sind Ängste vor Gewitter, vor der Dunkelheit und vor dem Tod. Die Ängste werden schlimmer beim Alleinsein und besser in Gesellschaft. Das Pendel kann auch ins Gegenteil umschlagen, dann herrschen Apathie, Gleichgültigkeit, Langsamkeit und Zurückgezogenheit vor.

Zeichenerklärung: ↘ = schlechter durch, ↗ = besser durch

Kinder sind offen, empfindsam, manchmal frühreif. Sie finden schnell guten Kontakt zu anderen Menschen, selbst zu Fremden. Sie leiden unter vielen Ängsten und kommen nachts verängstigt zu den Eltern ins Bett. Die Kinder reagieren sehr stark auf traurige, schreckliche oder gruselige Geschichten.

Modalitäten

↘

- **Liegen: auf der linken** oder schmerzhaften **Seite**, auf dem **Rücken**
- **Geringfügige Auslöser: Emotionen,** Sprechen, Berührung, Gerüche, Licht
- **Kälte** (außer Kopf- und Magensymptomen)
- **Warme Nahrung**
- Salz
- Pubertät; **sexuelle Exzesse**
- Wetter: **plötzliche Wetterwechsel** (menschliches Barometer), Wind, Kälte, Gewitter
- **Morgens und abends**, Dämmerung
- **Geistige Erschöpfung**

↗

- **Essen**
- Schlaf
- Kalte Speisen
- Reiben, Massieren
- Aufsitzen

Ausgewählte Symptome

- Empfindlich gegen alle äußeren Eindrücke
- Angst beim liegen auf der linken Seite
- Gleichgültig gegenüber den eigenen Kindern und Verwandten
- Langsamkeit, antwortet langsam, spricht langsam, bewegt sich langsam
- Hellsichtigkeit
- Kopfschmerzen vor Gewitter, besser nach Schlaf
- Kopfschmerzen besser im Freien und durch kalte Umschläge
- Sommersprossen auf der Nase
- Schuppenflechte um die Augenbrauen

Zeichenerklärung: ↘ = schlechter durch, ↗ = besser durch

- Tränenfluss beim Stuhlgang
- Profuse Blutungen nach Zahnextraktion; das Zahnfleisch blutet leicht
- Heißhunger nachts
- Verlangen nach Salz, Eiscreme, Scharfem
- Magenschmerzen besser durch kalte Getränke und Speisen
- Erbrechen nach dem Trinken kleinster Mengen oder sobald das Wasser im Magen warm geworden ist
- Übelkeit beim Halten der Hände in warmes Wasser
- Diarrhoe, kalte Speisen verbessern
- Heiserkeit, verhindert das Sprechen
- Gefühl, als würde Fleisch in den Kehlkopf hineinhängen
- Schmerz im Kehlkopf wie roh, schlechter abends, schlechter beim Einatmen
- Husten, muss dabei aufsitzen
- Husten beim Gehen aus dem warmen Zimmer in die Kälte und umgekehrt
- Husten beim Eintreten anderer Menschen ins Zimmer
- Muss beim Husten die Brust mit beiden Händen halten
- Husten, der den Kranken aufweckt
- Hitzegefühl, das den Rücken hoch läuft
- Kalte Knie nachts im Bett
- Zittern der Extremitäten schon nach leichten Anstrengungen
- Taubheit der Extremitäten, besonders in Fingern oder Fingerspitzen
- Schlaflage auf der rechten Seite, kann nicht auf der linken Seite oder auf dem Rücken schlafen
- Kleine Wunden bluten stark

Pulsatilla

Pulsatilla pratensis, Wiesen-Kuhschelle

Engramm

- ✓ Widersprüchliche, abwechselnde Stimmungen und körperliche Zustände
- ✓ Mild, sanft, nachgiebig, schüchtern, leicht beeinflussbar
- ✓ Weint leicht, Weinen bessert
- ✓ Verlangen nach und Besserung durch Trost
- ✓ Milde, gelblich-grüne Absonderungen
- ✓ Schlechter in warmen, geschlossenen Zimmern.
  Besser an der frischen Luft
- ✓ Durstlos
- ✓ Abneigung gegen und Verschlechterung durch fette Speisen

Allgemeines

Pulsatilla ist ein Arzneimittel sowohl für Kinder als auch für Erwachsene, überwiegend für Frauen. Es ist eines der am häufigsten verordneten Arzneimittel überhaupt. Pulsatilla wirkt besonders auf das Gemüt und die Schleimhäute. Oft sind es die typischen Verhaltensweisen der Patienten in Verbindung mit den Modalitäten, die zu seiner Verschreibung führen.

Akute Fälle sind durch wechselnde und widersprüchliche Beschwerden gekennzeichnet, so dass kein durchgehendes Muster zu erkennen ist. Charakteristisch ist jedoch, dass die Beschwerden an der frischen Luft und durch Kälte besser werden, wohingegen sie sich durch Wärme und im geschlossenen Zimmer verschlechtern.
Im Nasen-Rachenraum bestehen cremeartige, gelb-grüne und milde Absonderungen. Fette Speisen schlagen auf den Magen-Darm-Trakt.
Die Patienten sind schüchtern, weinerlich und anhänglich. Sie verlangen nach Trost, der bessert.
Ein weiteres Charakteristikum von Pulsatilla ist Durstlosigkeit.

Zeichenerklärung: ↘ = schlechter durch, ↗ = besser durch

Chronische Pulsatillafälle sind gekennzeichnet durch ihr mildes, sanftes, leicht beeinflussbares Gemüt. Wie eine Blume, die vom Wind bewegt wird. Die Patienten sind oft abhängig von anderen Menschen. Sie weinen sehr leicht und reagieren gut auf Trost. Die körperliche Wechselhaftigkeit findet sich auch im Gemüt wieder: Wechselnde Launen, wie ein Apriltag, mal himmelhoch jauchzend, mal zu Tode betrübt. Mal mild und sanft, dann wieder reizbar. Neigung zu dogmatischen und fanatischen Überzeugungen, z.B. dass bestimmte Nahrungsmittel schlecht für die Menschheit seien.

Kinder sind schüchtern, sie hängen am Rockzipfel der Mutter. Sie sind verschmust und haben ein großes Verlangen nach Zuwendung und Aufmerksamkeit. Oft kommen sie nachts ins Bett ihrer Eltern.

Modalitäten

↘	- **Wärme: Zimmer**, **Bett**, Kleidung, Sonne - **Kaltwerden der Füße** - **Essen: Fettes, Reichhaltiges**, Eier, Eis, Essen bis zur Sättigung - Abends, Dämmerung - **Ruhe und Beginn der Bewegung** - **Liegen** - **Hormonelle Umstellungen:** Pubertät, Schwangerschaft, vor der Menstruation
↗	- **Kalte, frische Luft** - **Aufrechte Haltung** - **Langsame, fortgesetzte, sanfte Bewegung** - **„after a good cry“** - Abdecken, Ausziehen

Ausgewählte Symptome

- Weint beim Erzählen der Beschwerden
- Traurigkeit, schlechter abends, im warmen Zimmer, vor der Menstruation, besser an der frischen Luft
- Verlassenheitsgefühl
- Religiöse Melancholie

Zeichenerklärung: ↘ = schlechter durch, ↗ = besser durch

- Häufiges Rückversichern: „Liebst Du mich noch?“
- Leicht beleidigt, reizbar
- Hass auf Frauen
- Tränenfluss im Freien und im Wind
- Gerstenkörner, vor allem am Oberlid
- Trockener Mund, vor allem morgens, ohne Durst
- Morgens bitterer Mundgeschmack
- Pulsierende Ohrenschmerzen, schlechter nachts, schlechter durch Wärme
- Nase im warmen Zimmer verstopft
- Gesicht: leichtes Erröten
- Verlangen nach Sahne, kalten Speisen
- Abneigung gegen Fett, Butter, Schweinefleisch, Obst
- Drückender Magenschmerz nach fetten Speisen
- Durstlos, Durst um 14:00 Uhr
- Menstruationsbeschwerden aller Art
- Als ob kaltes Wasser auf den Rücken gegossen würde
- Gelenkbeschwerden besser durch fortgesetzte, sanfte Bewegung
- Heiße Füße mit Neigung, sie zu entblößen
- Schläft auf dem Rücken oder dem Bauch, hat die Arme über dem Kopf
- Taubheit von Körperteilen, auf denen man liegt
- Fröstelt, aber Wärme verschlechtert

Zeichenerklärung: ↘ = schlechter durch, ↗ = besser durch

Rhus toxicodendron

Giftsumach

Engramm

- ✓ Ruhelosigkeit
- ✓ Schlechter in Ruhe und am Beginn der Bewegung
- ✓ Besser durch fortgesetzte Bewegung
- ✓ Schlechter durch feuchtes, kaltes, regnerisches Wetter
- ✓ Beschwerden durch Durchnässung beim Schwitzen
- ✓ Besser durch Wärme, warmes und trockenes Wetter
- ✓ Muskuloskelettale Beschwerden, Folgen von Überanstrengung oder Verletzung
- ✓ Zunehmende Steifheit

Allgemeines

Rhus toxicodendron ist vor allem ein großes Akutmittel. Es wirkt besonders auf das Muskuloskeletalsystem sowie auf Haut und Schleimhäute. In der Regel erkennt man das Arzneimittel an der ausgeprägten Ruhelosigkeit in Verbindung mit den typischen Modalitäten.

Das akute Bild ist gekennzeichnet durch eine große Ruhelosigkeit. Der Kranke wechselt ununterbrochen die Lage oder den Ort. Durch die Bewegung geht es vorübergehend besser. Zu Beginn der Bewegung schmerzt es zwar verstärkt, mit fortgesetzter Bewegung tritt aber eine Besserung ein. Der Kranke läuft sich gewissermaßen geschmeidig und warm. Wärme in jeder Form bessert. Ausgelöst werden die Beschwerden durch Kälte, besonders durch Durchnässung beim Schwitzen oder durch Überanstrengung, Überheben und Verletzungen.

In chronischen Fällen wird das Arzneimittel in der Regel ebenfalls auf Grund der oben genannten Charakteristika verordnet. Der typische Patient wird später geistig und emotional zunehmend steif und rigide, er entwickelt zwanghafte und ritualisierte Verhaltensmuster sowie einen ausgeprägten Aberglauben.

Zeichenerklärung: ↘ = schlechter durch, ↗ = besser durch

Kinder sind ruhelos und ständig in Bewegung. Die Beine können nicht ruhig gehalten werden. Sie haben große Angst, zu Bett zu gehen, die Angst treibt sie umher. Sie sind traurig und voller Sorgen, vor allem abends. Auch sie können sehr abergläubisch sein und sich zwanghaft und ritualistisch verhalten.

Modalitäten

↘	- **In Ruhe und zu Beginn der Bewegung** - **Feuchte Kälte, Durchnässung beim Schwitzen** - **Zugluft**, Kaltwerden, kalte Getränke, **Abdecken** im Bett - Überanstrengung, Überheben, **Zerrung** - **Nach Mitternacht** und morgens beim Aufstehen - **Vor einem Sturm**
↗	- Fortgesetzte Bewegung, Lagewechsel - **Hitze** in jeder Form, z.B. heißes Bad - **Reiben** und Halten des erkrankten Körperteils

Ausgewählte Symptome

- Dreieckig rote Zungenspitze
- Fieberbläschen um den Mund
- Rachenentzündung mit Ruhelosigkeit, Besserung durch warme Getränke
- Verlangen nach kalter Milch
- Lumboischialgien nach Überheben oder Zerrungen, schlechter durch Sitzen, besser durch Wärme, Bewegung, harten Druck und Massage
- Steifigkeit der Halswirbelsäule, streckt und bewegt ständig den Kopf
- Gelenkbeschwerden, schlechter nachts und beim Erwachen, schlechter durch kalte und feuchte Luft, vor einem Sturm, besser durch Wärme und Bewegung
- Ruhelose Beine im Bett
- Beschwerden von Schleimbeuteln, Sehnen, Muskeln, Bändern, z.B. nach Verletzungen (Umknicken etc.)
- Jucken der Haut, besser durch heißes Wasser. Jucken behaarter Stellen
- Blasige Hautausschläge, häufig im Genitalbereich
- Die Haut wird dick durch Kratzen; Nesselsucht durch Nasswerden
- Erkältungskrankheiten mit starken Muskel- und Knochenschmerzen, bewegt sich ständig hin und her

Zeichenerklärung: ↘ = schlechter durch, ↗ = besser durch

Sepia

Sepia officinalis, getrocknetes Sekret des Tintenfisches

Engramm

- ✓ Gleichgültigkeit gegenüber geliebten Personen und gegenüber Pflichten
- ✓ Abneigung gegen Gesellschaft, besser beim Alleinsein
- ✓ Trost verschlechtert
- ✓ Besser durch heftige körperliche Anstrengung, besser durch Tanzen
- ✓ Abneigung gegen Sex
- ✓ Schlechter durch Kälte
- ✓ Schlechter vor und während der Menstruation
- ✓ Schlechter durch hormonelle Umstellungen
- ✓ Verlangen nach Essig, Saurem, Eingelegtem

Allgemeines

Sepia zählt zu den fünf größten Mitteln der Homöopathie. Es wird vor allem in chronischen Fällen verordnet, bei erwachsenen Frauen häufiger als bei Männern und Kindern. Es wirkt bevorzugt auf die weiblichen Beckenorgane, den Verdauungstrakt, die Nerven sowie auf Haut und Schleimhäute.

In akuten Fällen sind es oft Schlüsselsymptome, die auf Sepia hinweisen, z.B. ein Abwärtsdrängen der Beckenorgane, ein Leeregefühl im Magen, das nicht durch Essen gebessert werden kann, starke morgendliche Übelkeit in der Schwangerschaft etc. Die Beschwerden nehmen typischerweise durch heftige körperliche Anstrengung ab.

In chronischen Fällen sind die überwiegend weiblichen Patienten sehr reizbar, vor allem im Umgang mit ihren Kindern und ihrem Ehemann. Sie können sehr sarkastisch sein und den wunden Punkt des anderen treffen. Eine zunehmende Gleichgültigkeit breitet sich aus: Gleichgültigkeit gegen die Familie, gegen die Pflichten, gegen alles. Abneigung gegen Sexualität.
Die Beschwerden verschlechtern sich vor und während der Menstruation oder durch andere hormonelle Umstellungen, z.B. in der Menopause. Nach heftiger körperlicher Anstrengung geht es besser.

Zeichenerklärung: ↘ = schlechter durch, ↗ = besser durch

Oft handelt es sich um große, schlanke, flachbrüstige Frauen mit kleinem Becken und hartem Gesichtsausdruck, seltener auch um adipöse, etwas plumpe, ausgelaugt erscheinende Patientinnen. Männer wirken manchmal eher feminin.

Kinder leiden vor allem unter physischen Beschwerden, z.B. unter Hauterkrankungen oder Kopfschmerzen. Säuglinge haben schon in den ersten Monaten ein atopisches Ekzem hinter den Ohren und in den Beugefalten. Viele Absonderungen sind weißlich wie Milch. Bereits Kinder haben einen großen Bewegungsdrang, sie lieben Sport und tanzen gerne. Sie neigen zu rezidivierenden Infektionen im HNO- und Blasenbereich sowie zu hartnäckigem Husten, besonders abends beim Hinlegen.
Die Pubertät ist sehr schwierig, die Jugendlichen wollen ihre Ruhe haben und können sehr reizbar sein.

Modalitäten

➘	- **Kälte: Luft**, Wind, Nässe, Schnee - **Sexuelle Exzesse** - Vor und während der Menstruation - **Schwangerschaft**, Stillen, Abort, Menopause - Nach dem ersten Schlaf - Am Meer (manchmal auch besser am Meer) - Linke Seite
➚	- **Heftige Bewegung, körperliche Anstrengung** - **Wärme** - Kalte Getränke - Tanzen - Überkreuzen der Beine - Abends

Ausgewählte Symptome

- Hart und gleichgültig; sarkastisch
- Der Familie entfremdet; gleichgültig gegenüber geliebten Personen, gegenüber den eigenen Kindern
- Abneigung gegen Gesellschaft, jedoch Furcht vor dem Alleinsein
- Empfindlich gegen Gerüche

Zeichenerklärung: ➘ = schlechter durch, ➚ = besser durch

- Trost verschlechtert Reizbarkeit und Weinen
- Weint beim Erzählen von der Krankheit; grundloses Weinen
- Arbeitswut und Reizbarkeit vor den Menses
- Zorn durch Widerspruch
- Tanzen verbessert
- Krallt sich fest, um nicht zu schreien
- Linksseitiger Kopfschmerz
- Kopfschmerzen mit kalten Füßen
- Gelblicher Sattel an der Nase
- Herabfallen der Oberlider
- Eingerissene Lippen und Mundwinkel
- Verträgt nichts Enges um den Hals
- Leeregefühl im Magen, nicht besser durch Essen
- Verlangen nach Saurem, Essig, Süßigkeiten
- Abneigung gegen Fett
- Abneigung gegen Geruch von Speisen
- Reiseübelkeit, Seekrankheit
- Milchiges oder galliges Erbrechen morgens in der Schwangerschaft
- Gefühl eines Balles im Rektum, nicht besser nach dem Stuhlgang
- Neigung zur Verstopfung, besonders während der Schwangerschaft; Stuhl wie Schafkot
- Weicher Stuhl geht schwer ab
- Vaginitis, juckender Ausfluss
- Uterusprolaps; sitzt mit überkreuzten Beinen, um ein Herausfallen zu verhindern
- Abneigung gegen Sex
- Bettnässen während des ersten Schlafes
- Gefühl eines Balles in der Prostata
- Muss beim Husten aufsitzen; muss die Brust beim Husten mit beiden Händen halten; Husten weckt auf; Husten verhindert den Schlaf
- Atemnot besser durch Tanzen, durch Schnellgehen
- Schmerzhafte kleine Furunkel in den Achselhöhlen, besonders links
- Achselschweiß, wenn der Patient gefragt oder untersucht wird
- Rückenschmerzen in der Lendenwirbelsäule, besser durch harten Druck, besser durch Liegen auf einer harten Unterlage
- Rissige Handrücken; rissige Hände im Winter

Zeichenerklärung: ↘ = schlechter durch, ↗ = besser durch

- Kalte Hände und heiße Füße; heiße Hände und kalte Füße
- Starke Behaarung am ganzen Körper, Damenbart
- Schlaflos nach 3:00 Uhr
- Beschwerden 16:00–18:00 Uhr
- Ohnmacht beim Knien, z.B. in der Kirche
- Gefühl einer inneren Kugel; von Leere
- Aufsteigende Erkältungen

Silicea

Acidum silicicum, Kieselsäure

Engramm

- ✓ Schlechter durch Kälte
- ✓ Mangelndes Selbstvertrauen, Nachgiebigkeit, Mangel an „Mumm“
- ✓ Übermäßiger, scharfer Schweiß, besonders an den Füßen
- ✓ Rezidivierende Eiterungen, Abszesse etc.
- ✓ Übertrieben gewissenhaft in Kleinigkeiten
- ✓ Gefühl eines Haares auf der Zunge
- ✓ Furcht vor Nadeln
- ✓ Weiße Flecken auf den Nägeln
- ✓ Verstopfung

Allgemeines

Silicea wirkt vor allem auf das Gemüt sowie auf Haut, Nägel, Knochen etc.

Akute Krankheiten entwickeln sich langsam. Oft handelt es sich um rezidivierende Infekte mit Eiterungen, z.B. Mandelentzündungen, Mittelohrentzündungen, Rachenentzündungen etc. Die Schmerzen sind stechend und splitterartig. Kälte wird überhaupt nicht vertragen. Wärme bessert, z.B. das Einhüllen des Kopfes.

In chronischen Fällen sind die Patienten empfindsam, zartfühlend, schüchtern und nachgiebig. Sie besitzen wenig Selbstvertrauen und zweifeln (unbegründet) an ihren Fähigkeiten; große Prüfungsangst. Sie haben zwar eine eigene Meinung, sie trauen sich aber nicht, diese zu vertreten. Beinahe zwanghaft befassen sie sich mit kleinen Details; sie wollen alles ganz genau machen.

Kinder entwickeln sich langsam, sie lernen erst spät sprechen und laufen und zahnen auch spät. Sie sind sehr schüchtern Wenn man sie etwas fragt, flüstern sie die Antwort der Mutter zu, die sie dann überbringen soll. Sie sind zu ernst und zu korrekt.

Modalitäten

↘
- **Kälte: kalte Luft,** Zugluft, Nebel, Abdecken, Baden, **kalte Füße**
- **Empfindlich gegen Sinneseindrücke**: Licht, Lärm, Erschütterungen
- Unterdrückter (Fuß-)Schweiß
- Nachts
- Geistige Anstrengung
- Alkohol

↗
- **Wärme, warmes Einhüllen** des Kopfes
- Reichliches Urinieren

Ausgewählte Symptome

- Angst durch Geräusche, empfindlich gegen Geräusche
- Empfindlich gegen spitze, auf sie gerichtete Gegenstände; Furcht vor Nadeln
- Trost verschlechtert
- Drückender, berstender Schmerz am Scheitel, festes Binden des Kopfes bessert
- Schmerzen in der Nackenregion, die zum Auge ziehen
- Tränengang verstopft, entzündet
- Chronisch trocken-verstopfte Nase
- Gefühl eines Haares auf der Zunge, vor allem im vorderen Teil
- Abneigung gegen Fett, Milch, Muttermilch
- Verlangen nach kalten Speisen
- Verstopfung, der Stuhl schlüpft zurück
- Akute und chronische Eiterungen, Abszesse, jede kleine Wunde eitert
- Einwachsende Zehennägel
- Nägel brüchig, gespalten, mit weißen Flecken
- Reichlicher, scharfer, übel riechender Fußschweiß, der sogar die Socken zerfressen kann

Zeichenerklärung: ↘ = schlechter durch, ↗ = besser durch

Staphisagria

Delphinium staphisagria, Stephanskraut

Engramm

- ✓ Beschwerden durch Entrüstung, Kränkung, Demütigung, Ärger, unterdrückten Zorn etc.
- ✓ Zornausbrüche, schmeißt mit Gegenständen
- ✓ Zittern durch Gemütserregung
- ✓ Schlechter nach dem Mittagsschlaf
- ✓ Neigung zur Masturbation
- ✓ Gerstenkörner
- ✓ Schnittwunden; nach Operationen

Allgemeines

Staphisagria wirkt bevorzugt auf Nerven, Zähne, Augen und den Urogenitaltrakt. Oft führt die auslösende Situation zu seiner Verordnung.

Akute Krankheiten werden ausgelöst durch Kränkung, Demütigung, Entrüstung, meist im Zusammenhang mit zwischenmenschlichen oder romantischen Situationen. Die Beschwerden verschlechtern sich typischerweise nach dem Mittagsschlaf.
Staphisagria ist darüber hinaus ein bewährtes Akutmittel für Schnittwunden oder andere Beschwerden nach Operationen, außerdem für Blasenentzündungen nach dem ersten oder in Zeiten mit häufigem Geschlechtsverkehr.

In chronischen Fällen ist Staphisagria indiziert bei zu sanften, schüchternen und unterdrückbaren Menschen. Sie sind sehr feinfühlig und reagieren beinahe überempfindlich auf das, was andere über sie sagen oder denken. Beleidigungen und Demütigungen, z.B. in einer Beziehung, werden lange Zeit klaglos hinuntergeschluckt. Irgendwann kommt es zu heftigen Zornausbrüchen mit starkem Zittern, der Patient wirft mit Gegenständen nach dem, der ihn emotional verletzt hat. Bei der großen Empfindsamkeit mit gleichzeitig schüchternem und unaufdringlichem Verhalten besteht häufig eine starke Neigung zur Masturbation.

Modalitäten

↘ (schlechter durch)	- **Gefühle: Kränkung, Ärger, Entrüstung, Streit etc.** - **Sexuelle Exzesse** - **Nach dem Mittagsschlaf** - **Kalte Getränke** - **Schnittwunden**, Operationen, Katheter - **Berührung**
↗ (besser durch)	- Wärme - Ruhe - **Frühstück**

Ausgewählte Symptome

- Zorn mit blassem, bläulichem Gesicht
- Mangelndes Selbstvertrauen
- Neigung, laute Selbstgespräche zu führen
- Zittern durch Zorn und andere Gemütserregungen
- Schluckt ständig beim Sprechen
- Kopfschmerz wie von einer Bleikugel in der Stirn
- Zähne schwarz und bröckelig, mit schwarzen Streifen
- Vorzeitige Karies bei Kindern; die Zähne kommen schon schwarz heraus
- Gersten- und Hagelkörner
- Eingesunkene Augen, Augenringe
- Unverträglichkeit von Milch
- Gefühl, als ob der Magen schlaff herunterhinge
- „Honeymoon-Zystitis"
- Brennen in der Harnröhre auch ohne Wasserlassen
- Beschwerden der Harnorgane nach Kathetern oder Steinoperationen
- Neigung zur Masturbation und zu häufigen sexuellen Phantasien
- Rückenschmerzen nachts im Bett und morgens vor dem Aufstehen
- Hauterkrankungen (Warzen, Ekzeme etc.), die extrem berührungsempfindlich sind
- Tagsüber schläfrig, nachts schlaflos

Zeichenerklärung: ↘ = schlechter durch, ↗ = besser durch

Stramonium

Datura stramonium, Weißer Stechapfel

Engramm

- ✓ Panische Angst vor Dunkelheit, Alleinsein, Tunnels, Tod, Wasser, Tieren, glitzernden Gegenständen
- ✓ Gewalt, Aggressivität, Zerstörungswut
- ✓ Beschwerden durch Schock und Schreck
- ✓ Schlechter durch Dunkelheit
- ✓ Verhaltensauffälligkeiten mit Ängsten

Allgemeines

Stramonium wird vor allem bei chronischen Krankheiten von Kindern verordnet. Seine Wirkung auf Geist und Gemüt sowie auf das Nervensystem macht es zu einem wichtigen Arzneimittel bei Verhaltensstörungen und Ängsten.

Akute Krankheiten verlaufen extrem heftig. Plötzlich steigt das Fieber auf höchste Temperaturen; die Augen glänzen; die Pupillen sind erweitert; das Gesicht ist rot und heiß, Füße und Hände sind kalt; der Gesichtsausdruck ist panisch; es kann zu deliranten Zuständen kommen. In der Regel führen die für das Arzneimittel typischen Ängste zu seiner Verschreibung.

In chronischen Fällen stehen die Ängste im Vordergrund: Panische Angst vor Dunkelheit, vor Tunneln, Friedhöfen, Tieren etc., vor allem nachts beim Alleinsein. Der Patient sehnt sich nach Gesellschaft, Licht und Wärme.
Hinzu kommt ein aggressives und zerstörerisches Element, das sich bis zur Raserei mit dem Verlangen, andere zu töten, steigern kann. Die Beschwerden werden oft durch einen Schock oder einen starken Schreck ausgelöst, z.B., wenn man Zeuge oder Opfer von Gewalttätigkeiten geworden ist.

Kinder leiden, besonders nach Schock oder Schreck, zu Alpträumen und nächtlichen Ängsten. Vordergründig sind sie ruhig, brav und unscheinbar. Auf der anderen Seite aber können sie durch ruheloses, aggressives, boshaftes, zerstö-

Zeichenerklärung: ↘ = schlechter durch, ↗ = besser durch

rerisches Verhalten und Tobsuchtsanfälle auffallen. Manchmal ziehen sie sich auch stark zurück und zeigen autistische Züge.

Modalitäten

↘	- **Schreck, Schock** - **Glitzernde Objekte,** z.B. Wasseroberflächen oder Spiegel - **Nach dem Schlaf** - Dunkelheit - Dunkle, wolkige Tage - Kopfverletzungen
↗	- **Gesellschaft** - **Licht** - Wärme

Ausgewählte Symptome

- Geschwätzigkeit
- Auffallende Religiosität, auch bei Kindern
- Zerreißt Sachen, Zerstörungswut; Neigung andere zu treten, zu schlagen, zu bespucken oder zu töten
- Pavor nocturnus: Das Kind schreit nachts auf, sitzt im Bett; wird nicht richtig wach; klammert sich an Umherstehende, ohne sie zu erkennen; ist nicht zu beruhigen; am nächsten Morgen hat es keine Erinnerung an die Nacht
- Stottern
- Die Pupillen werden nach Tadel und Vorwürfen sofort weit
- Husten beim Blick in ein Feuer
- Verlangen, nackt zu sein; spielt dauernd mit den Genitalien; heftiges sexuelles Verlangen
- Enuresis nach Schock oder Schreck
- Schläft nur, wenn Licht brennt; erwacht, sobald das Licht ausgemacht wird
- Verhaltensauffällige Kinder mit rezidivierenden Bindehautentzündungen
- Tics und Zuckungen in Verbindung mit starken Ängsten

Zeichenerklärung: ↘ = schlechter durch, ↗ = besser durch

Sulfur

Schwefel

Engramm

- ✓ Brennende Beschwerden
- ✓ Örtlicher Blutandrang, rote Körperöffnungen
- ✓ Schlechter durch Wärme, Verlangen nach frischer Luft
- ✓ Brennende Fußsohlen nachts, streckt sie aus dem Bett
- ✓ Überempfindlich gegen schlechte Gerüche
- ✓ Hunger und Schwäche um 11:00 Uhr
- ✓ Verlangen nach Süßem
- ✓ Faul, unordentlich, ungewaschen; der „Philosoph in Lumpen"
- ✓ Egoistisch, hochmütig

Allgemeines

Sulfur ist das insgesamt am häufigsten verordnete Arzneimittel der Homöopathie bei allen Krankheitstypen und in allen Alterstufen, ausgenommen vielleicht Säuglinge. Das Spektrum von Sulfur ist so groß, dass zu beinahe allem auch das Gegenteil gesagt werden könnte.

Sulfur kann bei allen akuten Krankheiten angezeigt sein, besonders wenn sie „verschleppt" wurden oder eigentlich gut gewählte Arzneimittel keinen Erfolg bringen. Die Patienten sind oft warmblütig und lufthungrig, ihre Beschwerden meist brennend.

In chronischen Fällen ist das Arzneimittel oft zu Beginn angezeigt oder im Verlauf, wenn gut gewählte Arzneimittel nicht wirken. Der typische Patient, der Sulfur benötigt, kann als „Philosoph in Lumpen" bezeichnet werden. Er ist faul, unordentlich, ungepflegt, vielleicht sogar ungewaschen und hängt pseudophilosophischen Träumereien nach, die ihm so wertvoll vorkommen, dass er hochmütig auf andere herabschaut. Egoismus und Stolz, dauerndes Kritisieren sind kennzeichnend. Sulfur-Patienten sammeln wertlose Gegenstände, die ihnen wie Reichtümer erscheinen. Andere leiden vorwiegend unter Ängsten:

Zeichenerklärung: ↘ = schlechter durch, ↗ = besser durch

Angst um die Familie, Angst um die Gesundheit etc. Die meisten haben ein gutes Selbstvertrauen und sind mit sich so, wie sie sind, zufrieden.

Kinder zeigen häufig die typischen Sulfur-Symptome, z.B. Heißhunger und Schwäche um 11:00 Uhr, Abdecken der Füße nachts im Bett, rote Körperöffnungen etc. Auch sie können ein starkes Ekelgefühl haben, wie z.B. Ekel vor Schmutz, Ekel davor, aus einem von anderen benutzten Glas zu trinken, Ekel vor unangenehmen Gerüchen. Jugendliche sind meist Faulenzer und Tagträumer.

Modalitäten

↘
- **„Verschleppte" und „unterdrückte" Krankheiten**
- **Baden**
- **Wärme: Anstrengung, Bettwärme,** Wolle
- **Sprechen**
- **Periodisch: 11:00 Uhr**; jeder siebte Tag
- **Klimakterium**
- Nach zu langem Schlaf
- Stehen
- Milch

↗
- Frische Luft
- Bewegung, laufen
- Warme Anwendungen
- Schwitzen
- Trockenes warmes Wetter

Ausgewählte Symptome

- Schlaksig, hängende Schultern; unordentlich, ungewaschen, ungeheilt
- Gleichgültig gegen sein Äußeres; gegen jegliches Vergnügen; gegen das Wohlergehen anderer; gegen seine geschäftlichen Angelegenheiten
- Verharrt in philosophischen oder religiösen Betrachtungen
- Selbst Lumpen erscheinen schön
- Hochmütig, prahlt
- Intellektuell, theoretisierend
- Chaotisch; verschiebt alles auf den nächsten Tag

Zeichenerklärung: ↘ = schlechter durch, ↗ = besser durch

- Bei Kindern Abneigung gegen Waschen
- Angst und Schwindel an hochgelegenen Orten
- Schwindel beim Überqueren fließenden Wassers
- Kopfschmerz am Wochenende, nach zu langem Schlaf
- Brennender Scheitelkopfschmerz
- Hämmernder Kopfschmerz durch lebhafte Gespräche
- Hautauschläge am Haarrand
- Mitesser auf Stirn und Nase
- Empfindlich gegen unangenehme Gerüche bis zur Übelkeit; gegen den Körpergeruch anderer; gegen den eigenen Geruch
- Sommersprossen auf der Nase
- Rote Lippen
- Verlangen nach Süßem, Fett und Alkohol
- Erwacht bei Diarrhoe morgens mit Stuhldrang; Diarrhoe treibt aus dem Bett
- Aufgetriebenes Abdomen bei Kindern
- Brennen und Jucken im Rektum, schlechter durch Hitze, besser durch Kälte
- Schmerzen in der Lumbalregion, schlechter durch Liegen auf der linken Seite
- Schwielen an Händen und Fußsohlen
- Saurer, übel riechender Schweiß
- Alpträume beim Liegen auf dem Rücken
- Schlaflosigkeit nach 5:00 Uhr
- Hautauschläge aller Art; oft feucht und furchtbar juckend; schlechter nach Waschen oder Baden
- Rote Hautflecken nach Baden mit Seife

Zeichenerklärung: ↘ = schlechter durch, ↗ = besser durch

Thuja

Thuja occidentalis, Lebensbaum

Engramm

- ✓ Schlechter durch feuchte Kälte, nasskaltes Wetter
- ✓ Linke Seite
- ✓ Gelblich-grüne Absonderungen
- ✓ Warzen, verdickte Nägel, weiche Hauttumoren
- ✓ Öliger, süßlich riechender Schweiß
- ✓ Schwach ausgeprägtes Selbstwertgefühl

Allgemeines

Thuja ist ein Hauptmittel gegen das von Hahnemann so genannte sykotische Miasma. Es ist besonders oft in chronischen Erwachsenen-Fällen indiziert. Seine Wirkung betrifft vor allem Haut und Schleimhäute sowie die Genitalorgane. Thuja ist in der Regel schwer zu erkennen. Entweder führen körperliche Schlüsselsymptome zu seiner Verordnung oder ein bestimmter Geistes- und Gemütszustand, der jedoch schwer in Worte zu fassen ist.

Akute Krankheiten betreffen z.B. die Nasennebenhöhlen, es kommt zu gelblich-grünen Schleimabsonderungen. Charakteristisch ist eine Verschlechterung durch nasskaltes Wetter, eine Betonung der linken Seite und eine Verschlechterung am Nachmittag. Eine Unterdrückung von Warzen oder anderen Hauttumoren kann die Beschwerden auslösen.

Chronische Fälle sind schwer zu fassen. Es kann ein mangelndes Selbstwertgefühl bestehen, so dass sich die Patienten im Innersten ihres Herzens nicht liebenswert oder attraktiv fühlen. Sie können glauben, dass andere Menschen sie nicht lieben würden, wenn diese wüssten, wie es wirklich in ihnen aussieht. Sie passen sich ihrer Umgebung daher oft chamäleonartig an, um nicht aufzufallen; sie möchten normal erscheinen und dazugehören.
Manchmal bestehen starre Meinungen und Prinzipien, von denen nicht abgewichen werden kann: Sonntags wird in die Kirche gegangen, auch wenn das eigene Haus brennt. Andererseits auch starker Zweifel an allem. Körperlich imponiert meist eine Verschlechterung durch nasskaltes Wetter.

Zeichenerklärung: ↘ = schlechter durch, ↗ = besser durch

Modalitäten

schlechter durch	- **Feuchte Kälte** - Hitze, Bettwärme - Periodisch: 3:00 und 15:00 Uhr, während der Menses, jährlich, zunehmender Mond - Urinieren - Impfungen (besonders Pockenimpfungen) - Tierbisse - Ausstrecken der Glieder
besser durch	- **Freie Sekretion**; chronische Krankheiten bessern sich während eines Schnupfens; **Niesen** - Wärme: Wind, Luft, Kopfbedeckung - Berührung, Reiben - Kreuzen der Beine, Anziehen der Glieder

Ausgewählte Symptome

- Fixe Ideen; Gefühl, die Beine seien zerbrechlich, es laufe jemand neben ihm
- Die letzten Worte des Satzes werden verschluckt
- Weiße Kopfschuppen
- Schmerz wie von einem Nagel an Scheitel oder linker Stirn, Druck bessert
- Trockene Haare mit fettiger Gesichtshaut. Akne, die Narben hinterlässt
- Abneigung und Verschlechterung durch Zwiebeln; Abneigung gegen frisches Fleisch
- Die Nase läuft während des Stuhlgangs
- Asthma bei nasskaltem Wetter, bei Kindern
- Gefühl von etwas Lebendigem im Bauch
- Gespaltener Harnstrahl
- Gefühl von brennenden Tropfen, die nach dem Urinieren die Harnröhre entlang laufen
- Knacken der Gelenke
- Nägel deformiert, spröde, verkrüppelt; eingewachsene Zehennägel
- Schweiß nur an unbedeckten Stellen. Hautauschläge nur an bedeckten Stellen
- Warzen aller Art; weiche, schwammige Hauttumore; Kondylome
- Träume, von einer Höhe herab zu fallen

Zeichenerklärung: ↘ = schlechter durch, ↗ = besser durch

Weiterführende Literatur

Aufgeführt sind Bücher, die zum weiterführenden Studium empfohlen werden können. Die großen und unverzichtbaren klassischen Arzneimittellehren von Hahnemann, Hering, Allen, Clarke oder Bönninghausen wurden ebenso wie neuere enzyklopädische Arbeiten nicht eigens erwähnt.

Barthel, Horst: Charakteristika homöopathischer Arzneimittel. Berg am Starnberger See: Organon-Verlag 1984.

Boericke, William: Handbuch der homöopathischen Materia medica. Quellenorientierte Neuübersetzung. 3. korr. Auflage, Stuttgart: MVS Medizinverlage 2004.

Boger, Cyrus M.: Synoptik Key: Charakteristika und Hauptwirkungen homöopathischer Arzneimittel. Ruppichteroth: Similimum, 2001.

Cowperthwaite, Allen C.: Charakteristika homöopathischer Arzneimittel. Eine klinische und vergleichende Materia medica. Stuttgart: MVS Medizinverlage 2002.

Kent, James Tyler: Kents Homöopathische Arzneimittelbilder. Vorlesungen zur homöopathischen Materia medica. Stuttgart: MVS Medizinverlage 1998–2001.

Lippe, Adolph von: Handbuch homöopathischer Charakteristika. Stuttgart: MVS Medizinverlage 2003.

Morrison, Roger: Handbuch der homöopathischen Leitsymptome und Bestätigungssymptome. 2. Auflage, Groß Wittensee: Kröger 1997.

Nash, Eugène B.: Leitsymptome der homöopathischen Therapie. Neuübersetzung Stuttgart: MVS Medizinverlage 2004.

Pfeiffer, Herbert; Drescher, Michael; Hirte, Martin: Homöopathie in der Kinder- und Jugendmedizin. München: Elsevier 2004.

Phatak, S. R.: Homöopathische Arzneimittelbilder. München: Elsevier, 2003.

Vithoulkas, Georgos: Essenzen homöopathischer Arzneien. 2. vollständig neu überarbeitete Auflage, Frankfurt am Main: Sylvia Faust 1998.

Voegeli, Adolf: Leit- und wahlanzeigende Symptome der Homöopathie. 6. überarbeitete Auflage, Stuttgart: MVS Medizinverlage 2004.

Forum Homöopathie
herausgegeben von der Karl und Veronica Carstens-Stiftung

Christian Lucae (2004), 2. bearb. u. erw. Auflage
Grundbegriffe der Homöopathie – Ein Wegweiser für Einsteiger

Jens Meyer-Wegener (2001)
Homöopathische Potenzen und die Suche nach ihrer physikalischen Struktur

Shiela Mukerjee-Guzik (1999)
Homöopathie in der Praxis – Anwendungsbeispiele für Einsteiger

Shiela Mukerjee-Guzik (1999)
Praktische Veterinärhomöopathie – Anwendungsbeispiele für Einsteiger

Martin Schmitz, Hrsg. (^{2}2002)
Strömungen der Homöopathie: Konzepte – Lehrer – Verbreitung

Matthias Wischner (2004)
Kleine Geschichte der Homöopathie

Matthias Wischner (2002)
Organon für Anfänger

Matthias Wischner (2001)
Organon-Kommentar
Eine Einführung in Samuel Hahnemanns Organon der Heilkunst

Matthias Wischner (2003)
Was ist Homöopathie? Fragen und Antworten zur Einführung